EL ENGAÑO DE LOS EDULCORANTES CON ESTEVIA

Y OTROS EDULCORANTES BAJOS EN CALORÍAS

Si este libro le ha interesado y desea que lo mantengamos informado de nuestras publicaciones, puede escribirnos a comunicacion@editorialsirio.com, o bien suscribirse a nuestro boletín de novedades en: www.editorialsirio.com

La información contenida en este libro se basa en las investigaciones y experiencias personales y profesionales del autor y no debe utilizarse como sustituto de una consulta médica. Cualquier intento de diagnóstico o tratamiento deberá realizarse bajo la dirección de un profesional de la salud.

La editorial no aboga por el uso de ningún protocolo de salud en particular, pero cree que la información contenida en este libro debe estar a disposición del público. La editorial y el autor no se hacen responsables de cualquier reacción adversa o consecuencia producidas como resultado de la puesta en práctica de las sugerencias, fórmulas o procedimientos expuestos en este libro. En caso de que el lector tenga alguna pregunta relacionada con la idoneidad de alguno de los procedimientos o tratamientos mencionados, tanto el autor como la editorial recomiendan encarecidamente consultar con un profesional de la salud.

Título original: The Stevia Deception. The Hidden Dangers of Low-Calorie Sweeteners
Traducido del inglés por Antonio Luis Gómez Molero
Diseño de portada: Editorial Sirio, S.A.
Maquetación y diseño de interior: Natalia Arnedo

© de la edición original
2017, Bruce Fife

© de la presente edición
EDITORIAL SIRIO, S.A.
C/ Rosa de los Vientos, 64
Pol. Ind. El Viso
29006-Málaga
España

www.editorialsirio.com
sirio@editorialsirio.com

I.S.B.N.: 978-84-17030-57-5
Depósito Legal: MA-1688-2017

Impreso en Imagraf Impresores, S. A.
c/ Nabucco, 14 D - Pol. Alameda
29006 - Málaga

Impreso en España

Puedes seguirnos en Facebook, Twitter, YouTube e Instagram.

Cualquier forma de reproducción, distribución, comunicación pública o transformación de esta obra solo puede ser realizada con la autorización de sus titulares, salvo excepción prevista por la ley. Diríjase a CEDRO (Centro Español de Derechos Reprográficos, www.cedro.org) si necesita fotocopiar o escanear algún fragmento de esta obra.

Dr. Bruce Fife

EL ENGAÑO DE LOS EDULCORANTES CON ESTEVIA
Y OTROS EDULCORANTES BAJOS EN CALORÍAS

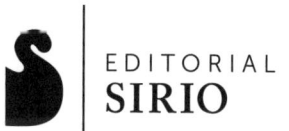

Editorial SIRIO

ÍNDICE

1. La agridulce verdad sobre la estevia	9
2. Los problemas de los edulcorantes bajos en calorías	29
3. Las alegaciones sobre sus propiedades medicinales	59
4. Los problemas de seguridad	69
5. Estudios confusos y contradictorios	93
6. La salud digestiva y el funcionamiento del aparato digestivo	103
7. Los efectos secundarios	137
8. Datos que probablemente no sabías sobre la estevia	153
9. Los edulcorantes artificiales	171
10. Los alcoholes de azúcar y el fruto del monje	203
11. ¿Hay algún edulcorante seguro?	217
Notas	231
Índice temático	247

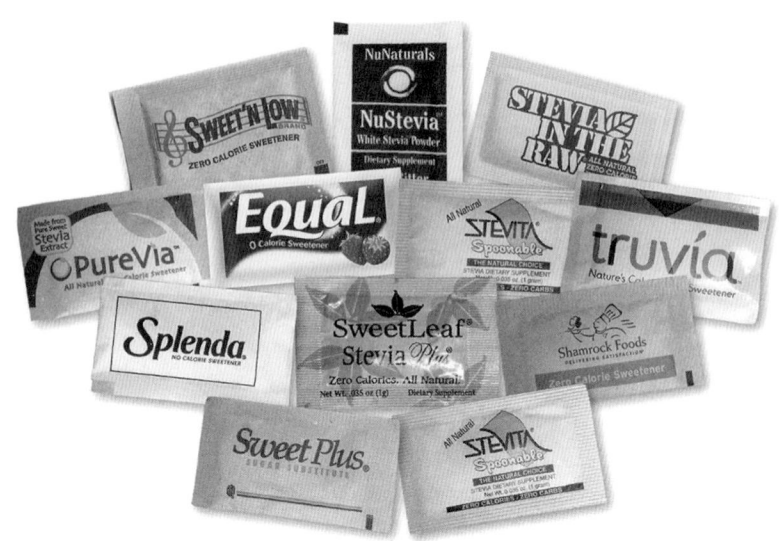

Capítulo 1
LA AGRIDULCE VERDAD SOBRE LA ESTEVIA

OJALÁ LO HUBIERA SABIDO ANTES

Tammy, un ama de casa de cuarenta y dos años, explica:

> Mi estado de salud es bastante precario y estoy convencida de que esto tiene algo que ver con la estevia. Dejé de tomarla hace un par de semanas, después de haber estado consumiéndola durante cuatro años, y ahora, si como cualquier cosa que contenga incluso una mínima cantidad de azúcar, sufro mareos y pérdida de equilibrio. Puedo comer fruta, pero no azúcar. Como es natural, trato de no tomar absolutamente nada de azúcar.

El médico de Tammy no sabía qué era lo que fallaba y sugirió que podría tratarse de un problema de azúcar en la sangre, cosa que le sorprendió mucho porque antes de dejar de tomarla y empezar a usar estevia no había tenido nunca ningún problema de azúcar en la sangre. ¿Sería posible que el consumo prolongado de la estevia la hubiera vuelto intolerante a la glucosa?

Tammy continúa su relato:

> Empecé a tomarla [estevia] antes de un embarazo. Quería tomar un edulcorante que fuera seguro para el bebé. Terminé sufriendo un aborto.

Curiosamente, el aborto espontáneo es uno de los efectos secundarios documentados, pero poco conocidos, asociados a la estevia. En algunos envases de este edulcorante incluso aparece una advertencia que avisa: «Precaución: *no recomendado para embarazadas*, niños o aquellos que sufren de presión arterial baja. Mantener fuera del alcance de los niños» (la cursiva es mía). También puede advertir:«No consumir más de cinco sobres al día». Si la estevia está hecha a base de una planta inofensiva, ¿a qué vienen las advertencias?

> Seguí usando estevia porque creía que era más saludable que las demás alternativas. No encontré *ninguna información* que dijera que había peligro en usarla, excepto para quienes están tomando medicamentos para la presión arterial baja, porque puede causar una disminución de la presión arterial.
> La tomaba de tres a cuatro veces al día, con cucharaditas colmadas. Al poco tiempo, diría que unas dos semanas, empecé a sufrir de terribles gases y estreñimiento, y me costó mucho adelgazar tras perder el bebé. En aquel momento atribuía estos síntomas al embarazo y al posembarazo. Acudí a incontables especialistas y me practicaron numerosas pruebas gástricas bastante desagradables, todas con resultados normales. Jamás se me pasó por la cabeza que la estevia tuviera la culpa. Al fin y al cabo, es natural y, supuestamente, *no* tiene efectos secundarios, ¿verdad?

Además de los problemas gástricos, estaba siempre agotada y tenía los síntomas típicos del hipotiroidismo. Fui al endocrinólogo y me recetó Armour Thyroid.

Tammy comenzó un programa de ejercicio que tenía como objeto ayudarle a perder el peso extra que había engordado durante el embarazo. Daba paseos vigorosos a diario y se había inscrito en una clase de pilates en la que se usaban mancuernas ligeras. No fue fácil, pero con el tiempo llegó a perder 66,6 kilos.

Después de hacer ejercicio me sentía tan exhausta que tenía ganas de vomitar o de desmayarme. Unas cuantas veces sentí que estaba a punto de perder el conocimiento, pero logré evitarlo. Por eso, siguiendo el consejo de mi instructor, empecé a añadir más proteínas a mi alimentación. Pero la verdad es que esto no me ayudaba. Lo único que me permitía realizar un entrenamiento fuerte era comer un buen almuerzo a base de arroz y verduras; sin embargo, la cantidad de comida que me permitía entrenar bien (sin sentir luego que iba a desmayarme) me hacía volver a ganar peso. Me acostumbré a tomar nota de lo que comía y bebía cuando me sentía peor. Al principio, creí que era el café. Luego, pensé que era el té. Después me di cuenta de que me sentía peor tras hacer ejercicio cuando tomaba una bebida con estevia con la comida antes de entrenar.

Comprendiendo que la estevia podría ser lo que causaba su problema, dejó de usarla y la reemplazó por un poco de azúcar. Pero eso le provocó nuevos síntomas.

Ahora llevo unas dos semanas sin tomar estevia y estoy sufriendo síntomas terribles. Tengo mareos; me surgen después de tomar alguna comida, bebida o incluso un chicle que contengan algo de azúcar.

Sin embargo, a pesar de haber descubierto una aparente intolerancia a la glucosa, su salud general mejoró:

Desde que dejé de usar estevia mi sistema digestivo ha mejorado enormemente hasta volver a lo que afortunadamente puedo llamar normalidad. También han desaparecido otros problemas irritantes, como dolores agudos en los senos y un olor corporal fuerte únicamente en la axila derecha (que reaparecía poco después de ducharme y resistía a cualquier desodorante o antitranspirante). Me siento estupendamente con solo abstenerme de la estevia. La pasta no me causa molestias ni tampoco el arroz u otros hidratos de carbono. Puedo tomar fruta e incluso vino sin marearme. Estoy tan desesperada que he empezado a usar Splenda... No estoy dispuesta a volver a tomar estevia. No me gustaría volver a sufrir sus efectos secundarios.

La mayor parte de la población no sabe nada de los posibles efectos secundarios asociados con la estevia. Estamos tan inundados de propaganda que afirma que es «natural» y «una hierba», «inocua» e incluso «saludable» que nos han lavado el cerebro y hemos terminado por creerlo. Si alguien dice lo contrario, nuestra primera reacción es incredulidad y quizá incluso ira o indignación. Si Tammy hubiera conocido los peligros del consumo de la estevia, no habría perdido a su bebé ni sufrido cuatro años de molestias gastrointestinales, dolor de senos, cansancio y problemas de peso, y tampoco problemas de azúcar en la sangre. El propósito de este libro es exponerte la verdadera historia de la estevia y otros edulcorantes bajos en calorías y proporcionarte la información que necesitas para que puedas decidir con conocimiento de causa si te conviene o no tomarla, para que un día no tengas que decir: «Ojalá lo hubiera sabido antes».

El mito de la estevia

Desde hace mucho tiempo se viene asociando el azúcar con multitud de problemas de salud que van desde la caries dental y la obesidad hasta las enfermedades cardiacas y la diabetes. Otros edulcorantes más «naturales» como la miel, el zumo deshidratado de caña de azúcar, el sirope de arce y el azúcar de dátil se perciben como productos ligeramente mejores porque están menos elaborados y conservan una minúscula cantidad de vitaminas y minerales. Pero incluso los llamados endulzantes naturales aportan el mismo número de calorías y pueden tener el mismo efecto sobre el nivel de azúcar en la sangre y el metabolismo.

Los edulcorantes bajos en calorías se han vuelto populares como sustitutos del azúcar. Al principio, parecían ideales. Prácticamente no contienen calorías, de manera que no hay nada que se convierta en grasa, y como verdaderamente no contienen azúcar, no elevan los niveles de azúcar en la sangre (una de las mayores preocupaciones de los diabéticos). Esto les ofrece a las personas que cuidan su peso y a los diabéticos, entre otros, la libertad de seguir ingiriendo los mismos alimentos y bebidas de sabor dulce que han tomado siempre sin necesidad de preocuparse. Pero estos edulcorantes bajos en calorías ocasionan sus propios problemas. También pueden fomentar la obesidad y la diabetes, aparte de otros muchos problemas de salud que van desde el cáncer hasta los ataques epilépticos y que hacen que sean incluso más nocivos que el azúcar.

Durante muchos años parecía que no existía ni un solo edulcorante que fuera completamente inocuo. Hasta que se descubrió que las hojas de un pequeño arbusto sudamericano poco conocido llamado estevia (*Stevia rebaudiana Bertoni*) podían usarse como edulcorante bajo en calorías. La estevia tiene un sabor dulce pero no contiene azúcar ni prácticamente calorías. Es atractiva porque se deriva de una planta, y por lo tanto la vemos como más natural y menos nociva que los edulcorantes artificiales creados en laboratorios químicos. Este es un endulzante natural que aparentemente no tiene ninguno de los efectos perjudiciales asociados con el azúcar o los edulcorantes artificiales. Inmediatamente alcanzó una gran popularidad como edulcorante sin calorías entre los consumidores de productos saludables y aquellos que quieren reducir su consumo de azúcar e hidratos de carbono. En la actualidad, hay cientos de productos endulzados con extracto de estevia.

La estevia procede de un pequeño arbusto nativo de Paraguay y Brasil, donde se la conoce como la «hierba dulce». Sus hojas tienen un dulzor unas treinta veces superior al del azúcar. Los indios guaraní, que viven en la región, llevan siglos usándola como endulzante y como medicina. Se emplea para endulzar las bebidas, y supuestamente para desinfectar las heridas y mejorar la digestión. Su efecto endulzante es bien conocido; sin embargo, sus supuestas propiedades medicinales no han sido aún confirmadas por la investigación médica.

La hoja, entera o molida, de estevia puede usarse para endulzar infusiones y otras bebidas. Tomarla en hoja no sirve para la mayoría de los usos culinarios porque tiene un sabor muy fuerte a hierba o melaza. Es más práctico utilizar el extracto de estevia, un concentrado purificado de glucósidos de esteviol, las sustancias químicas que le dan a la planta su sabor dulce característico. Este extracto es de ciento cincuenta a doscientas veces más dulce que el azúcar y no sabe a hierbas; aparte del dulzor, prácticamente no tiene sabor. El extracto se puede adquirir en polvo o líquido. Debido a su dulzor, solo se requiere una pequeña cantidad para endulzar alimentos o bebidas.

Sin embargo, si utilizas demasiada cantidad, deja un sabor amargo, como a melaza, en la boca, y esa es la razón por la que a mucha gente no le gusta. Incluso una cantidad minúscula puede ser demasiado; hace falta práctica para aprender a usar solo lo suficiente para endulzar ligeramente los alimentos sin que te quede ese regusto fuerte después.

Como a muchos otros, me encantaba la idea de un edulcorante inofensivo a base de extractos de hierbas. Usaba estevia, mi familia también, y se la recomendaba a los demás. Escribí sobre esta sustancia en algunos de mis libros como alternativa al azúcar y a otros edulcorantes e incluso creé unas cuantas recetas en las que la utilizaba. Pero una y otra vez notaba efectos secundarios perjudiciales. Al principio, los descartaba sin darle más vueltas al asunto; quería creer que la estevia me sentaba bien, o al menos mejor que el azúcar. Tenía la impresión de que era inofensiva: al fin y al cabo se extraía de una hierba, ¿cómo iba a ser nociva? Mi deseo de creerlo era tan fuerte que ignoré las pruebas que sugerían lo contrario.

Uno de los efectos indeseables que observé fue la adicción. Al parecer la estevia era tan adictiva como el azúcar. En realidad, los adictos al azúcar lo único que hacían era cambiar su adicción de esta sustancia a la estevia. Tomaban las mismas comidas perjudiciales para la salud que antes, solo que las endulzaban con estevia en lugar de azúcar.

Otro problema es que quienes tomaban estevia tenían muchas dificultades para adelgazar. Era como si les bloqueara el adelgazamiento incluso al combinarla con dietas muy estrictas para perder peso. Parecía más bien un producto antidieta.

Uno de los efectos más preocupantes que descubrí en la estevia fue que impedía la cetosis nutricional, uno de los objetivos de la dieta cetogénica terapéutica. He escrito varios libros sobre los efectos terapéuticos de la dieta cetogénica, que se ha empleado desde hace mucho para el tratamiento de la epilepsia y en la actualidad se usa como tratamiento de varios trastornos neurológicos que van desde el alzheimer hasta el autismo.[1-3] Se ha convertido en un tratamiento popular para la obesidad y ha probado su efectividad para reducir el exceso de grasa corporal y perder peso.[4] Atletas internacionales y aficionados están empezando a usar la dieta cetogénica para mejorar su rendimiento en la práctica y en la competición.[5] Por diversas razones recomiendo con frecuencia esta dieta y he observado que cuando alguien que la seguía tomaba estevia esto le impedía entrar en cetosis. Si ya estaban en cetosis antes de tomarla, la estevia los sacaba de este estado de forma inmediata. En resumen, aparentemente la estevia era una sustancia anticetogénica, lo cual resultaba preocupante porque la dieta cetogénica puede ser muy terapéutica para numerosos problemas de salud.

Mientras continuaba consumiendo y recomendando la estevia, seguí viendo estos efectos secundarios perturbadores, hasta que llegó un momento en que tuve que dejar de ignorarlos. Debía descubrir lo que sucedía. Decidí investigar la estevia en profundidad y aprender todo lo que pudiera sobre ella. Investigué y leí todos los estudios que pude encontrar sobre este y otros edulcorantes bajos en calorías. ¡Lo que descubrí me dejó estupefacto! Aprendí por qué estaba observando esos efectos secundarios desagradables. También descubrí que la estevia que usamos como endulzante y en la fabricación de alimentos se parecía más a un edulcorante artificial que a una hierba. Y todo comenzó a encajar.

Esto me recuerda a otro producto que una vez fue muy apreciado como producto natural saludable pero más tarde se descubrió que causaba problemas graves de salud. Durante muchos años creímos que la soja era un alimento sano. Realmente tiene grandes cualidades: es una buena fuente de proteína vegetal y contiene varias vitaminas y minerales beneficiosos, así como fitoestrógenos, que se han usado para tratar problemas hormonales en las mujeres. Las empresas y los particulares que promovían y vendían la soja ignoraron sus efectos negativos y proclamaron a viva voz las virtudes de sus productos. Profesionales de la medicina e investigadores convencidos de los beneficios de la soja escribieron artículos y publicaron estudios para afianzar aún más el mito. Sin embargo, la soja también tiene muchos efectos perjudiciales. Por ejemplo, los fitoestrógenos que proporcionan beneficios farmacológicos pueden asimismo causarnos mucho daño. Los antinutrientes de la soja bloquean la absorción de los nutrientes, los goitrógenos pueden causar hipotiroidismo y la grasa que contiene está altamente poliinsaturada y puede causar muchos problemas de salud. De hecho, hay libros enteros dedicados a exponer los peligros de consumir soja.[6]

Aunque se ha criticado bastante a los edulcorantes artificiales, la estevia se ve como el niño mimado de la industria de los alimentos naturales. Se publicita como un endulzante extraído de plantas que no solo es inocuo sino que además proporciona numerosos beneficios a la salud. Sin embargo, esta imagen saludable oculta un lado oscuro. Yo me dejé engañar, y aunque vi algunos de los problemas que provocaba, me negaba a creer que hubiera algo realmente perjudicial en ella, y esto fue así hasta que leí los estudios que se habían realizado sobre esta sustancia y vi las pruebas. Cuando supe la verdad, dejé de recomendar la estevia como sustituto del azúcar y decidí compartir este conocimiento con los demás. Esa es la razón por la que escribí este libro.

Hemos estado tan equivocados sobre la verdadera naturaleza de la estevia que a algunos les resultará difícil aceptar la información que contienen estas páginas. Por favor, ten en cuenta que yo no me he inventado los datos que se recogen aquí; me limito a divulgar la información que he recopilado en las publicaciones médicas y nutricionales. Todas las afirmaciones que hago que puedan considerarse controvertidas están respaldadas por referencias a fuentes y declaraciones de expertos. Solo te estoy mostrando los hechos, para que puedas decidir con conocimiento de causa si quieres consumir estevia o no.

¿Es una hierba o un fármaco?

La mayor falacia sobre el edulcorante estevia es que se trata de un producto natural (una hierba o extracto de hierba) y por lo tanto es más saludable que otros edulcorantes bajos en calorías. Un anuncio publicitario del edulcorante estevia de la marca Truvia que afirma que este producto es más sano que la Splenda resume la idea general que se tiene acerca de la estevia:

«Nuestro edulcorante es más que espléndido, es natural. Nacido de una hoja, no en un laboratorio, el dulzor perfecto de nuestro producto viene de las hojas de la planta estevia. Nosotros solo la regamos. La ponemos al sol. Luego extraemos la sustancia en un proceso parecido al de hacer una infusión. Por último, estas hojas de estevia nos devuelven una dulzura que es deliciosa y a la vez sin calorías. ¿Verdad que esto es mucho más que espléndido?». Si te crees este anuncio, te habrán engañado, como a la mayoría de la gente. Sus afirmaciones, aunque se repitan con frecuencia y casi todo el mundo las crea, son pura ficción.

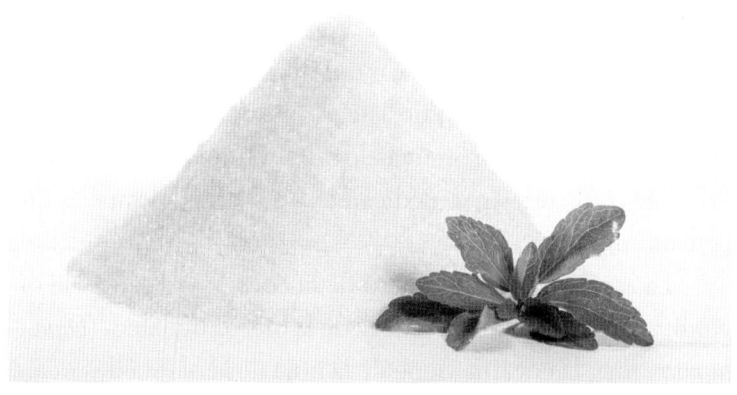

¿El edulcorante estevia es una hierba o un fármaco?

Los publicistas promocionan la estevia como un edulcorante «herbal», dando a entender que es únicamente una hierba, y por lo tanto es seguro y puede que incluso saludable. Se le atribuyen dudosos beneficios para la salud que sugieren un posible valor medicinal que aún no se ha demostrado. No obstante, lo cierto es que la estevia, tal y como suele encontrarse en las tiendas, no es más natural que el azúcar blanco, o incluso que la cocaína.

La hierba en sí solo se usa para endulzar las infusiones, nunca como un edulcorante común debido a su fuerte sabor, parecido al de la alfalfa. El extracto de estevia es el producto que se emplea comercialmente para uso general como endulzante. Se trata de una sustancia química refinada muy elaborada compuesta por glucósidos de esteviol puro, las sustancias responsables de su sabor dulce. Los principales glucósidos de esteviol son esteviósido y rebaudiósido A. Todos los endulzantes de estevia que puedes adquirir en las tiendas contienen glucósidos de esteviol purificado, principalmente rebaudiósido A, que tiene el mayor efecto endulzante con el mínimo regusto amargo. Al rebaudiósido A también se lo conoce como Reb A o rebiana.

Cuando extraes sustancias químicas de una planta, las purificas y las consumes en dosis concentradas, pueden ejercer efectos fisiológicos pronunciados. Así es como hemos creado muchos de nuestros medicamentos u otras sustancias que consumimos.

La aspirina es un extracto de la corteza del sauce, la digoxina para el corazón se extrae de la hierba dedalera (*Digitalis purpurea*), la cocaína viene de la hoja de la planta de coca, y el azúcar se extrae de la caña de azúcar y de la remolacha. La estevia que compras como endulzante no es diferente. El rebaudiósido A, extraído y refinado, que se comercializa como «estevia» ya no puede considerarse una «hierba», lo mismo que el extracto de remolacha (es decir, el azúcar blanco) no puede considerarse una planta. Llamar a la estevia comercializada hierba o edulcorante herbáceo es como llamar al azúcar planta o edulcorante vegetal.

El extracto de estevia (rebaudiósido A concentrado) no es un extracto sencillo como el zumo de frutas o el té, sino un polvo cristalino purificado refinado y altamente elaborado, lo mismo que el azúcar o la cocaína. Obviamente, no se lo puede considerar verdaderamente una hierba; tampoco un alimento, porque no tiene ningún valor nutricional: no es un hidrato de carbono, una grasa ni una proteína, y no nos proporciona calorías. No es un suplemento nutricional, ya que no aporta vitaminas, minerales ni otros nutrientes esenciales que requiere el cuerpo.

De modo que, si el extracto de estevia no es nada de esto, ¿qué es exactamente? Cuando te detienes a pensarlo, se parece más a un fármaco que a ninguna otra cosa. Lo mismo que sucede con otros fármacos, solo se necesita una cantidad minúscula, unas cuantas gotas, para producir alteraciones pronunciadas en la fisiología normal.

El efecto más claro es su simulación de un sabor dulce, con una intensidad de dulzor parecida a la de otros edulcorantes artificiales que poseen características similares a los fármacos. La estevia altera los procesos homeostáticos normales implicados en el control del apetito, el metabolismo y el equilibrio de energía. Como muchos medicamentos, o drogas, puede ser altamente adictiva.

Glucósidos de esteviol

La hoja de estevia, como la de todas las plantas, contiene una mezcla de vitaminas, minerales, flavonoides y otras sustancias, algunas de las cuales proporcionan numerosos beneficios nutricionales.

Sin embargo, los edulcorantes de estevia que encuentras en los supermercados no tienen valor nutricional. Todos estos nutrientes han sido eliminados, y quedan únicamente los glucósidos de esteviol concentrado.

La hoja de la estevia contiene más de treinta y dos glucósidos de esteviol en diversas concentraciones.[7] La más predominante es la de esteviósido, que constituye entre el 4 y el 13% del peso seco de la hoja. El rebaudiósido A es el segundo glucósido más abundante; constituye del 2 al 4%. La mayor parte del resto de los glucósidos aparece en cantidades pequeñas o ínfimas. Cada glucósido tiene una potencia endulzante diferente.

La mayoría de los edulcorantes de estevia están formados por al menos un 95%, y hasta un 98%, de rebaudiósido A; el resto consiste principalmente en esteviósido, con solo minúsculas cantidades de los demás glucósidos. Algunos edulcorantes de estevia vendidos en tiendas de alimentos naturales están menos refinados, pero normalmente contienen al menos una mezcla de un 80% de glucósidos, predominantemente esteviósido.

El rebaudiósido M tiene el mayor poder endulzante, pero solo se encuentra en cantidades minúsculas.

GLUCÓSIDOS DE ESTEVIOL		
Glucósido de esteviol	Dulzor con relación a la sacarosa	Porcentaje (peso seco) en hoja de estevia
Rebaudiósido A	200	2-4
Rebaudiósido B	150	indicios
Rebaudiósido C	30	1-2
Rebaudiósido D	221	indicios
Rebaudiósido E	174	indicios
Rebaudiósido F	200	indicios
Rebaudiósido M	250	indicios
Esteviósido	210	4-13
Esteviolbiósido	90	indicios
Rubusósido	114	indicios
Dulcoside A	30	0,4-0,7

Fuente: I. Prakash y otros, «Development of next generation estevia sweetener: Rebaudiósido M», *Foods* 2014; 3: 162-175. A. D. Kinghorn y D. D. Soejarto, «Estevioside», en N. L. O'Brien y R. C. Gelardi (eds.), *Alternative Sweeteners*. New York; Basel; Hong Kong: Marcell Dekker Inc., 1991, pp. 157-171.

Cómo procesa el cuerpo los glucósidos de esteviol

Los glucósidos de esteviol en realidad son una forma de alcohol. El esteviósido consiste en una molécula de esteviol (un alcohol carboxílico diterpénico) unida a tres moléculas de glucosa.

El rebaudiósido A es prácticamente idéntico al esteviósido pero contiene cuatro moléculas de glucosa. Los demás glucósidos de esteviol tienen estructuras parecidas.

El cuerpo no digiere bien los glucósidos de esteviol. El aparato digestivo humano no produce las enzimas necesarias para romper los enlaces químicos y los ácidos gástricos digestivos no pueden deshacerlos. Tampoco las bacterias del intestino delgado tienen efecto sobre estos compuestos. De manera que los glucósidos de esteviol atraviesan el estómago y el tracto intestinal superior sin sufrir ningún tipo de cambios. Por eso no proporcionan calorías, energía o nutrientes.

Cuando alcanzan el último segmento del tracto intestinal (el colon), las bacterias que viven en él son capaces de desmantelar parcialmente los glucósidos, descomponiendo las moléculas de glucosa y reduciéndolas a esteviol y glucosa. De este modo, el rebaudiósido A se transforma en esteviósido y en una molécula libre de glucosa; finalmente se reduce a esteviol y cuatro moléculas de glucosa. El esteviósido y otros glucósidos de esteviol se descomponen del mismo modo.

El esteviol no llega a descomponerse más en este órgano. La glucosa liberada alimenta a las bacterias que viven en el colon y no se absorbe en el torrente sanguíneo. Con la eliminación de las moléculas de glucosa, el esteviol puede atravesar la pared del colon y pasar a la sangre. La pequeña cantidad de esteviol que permanece en el colon se elimina a través del intestino.

En la corriente sanguínea el esteviol no tiene ninguna utilidad. Es un cuerpo extraño, una toxina, lo mismo que las demás formas de alcohol, y hay que transportarlo hasta el hígado y los riñones para su rápida extracción y eliminación.

Mientras que, aparentemente, el esteviósido y el rebaudiósido A no son perjudiciales, se ha demostrado en pruebas realizadas con animales de laboratorio que el esteviol es

METABOLISMO DEL GLUCÓSIDO DE ESTEVIOL

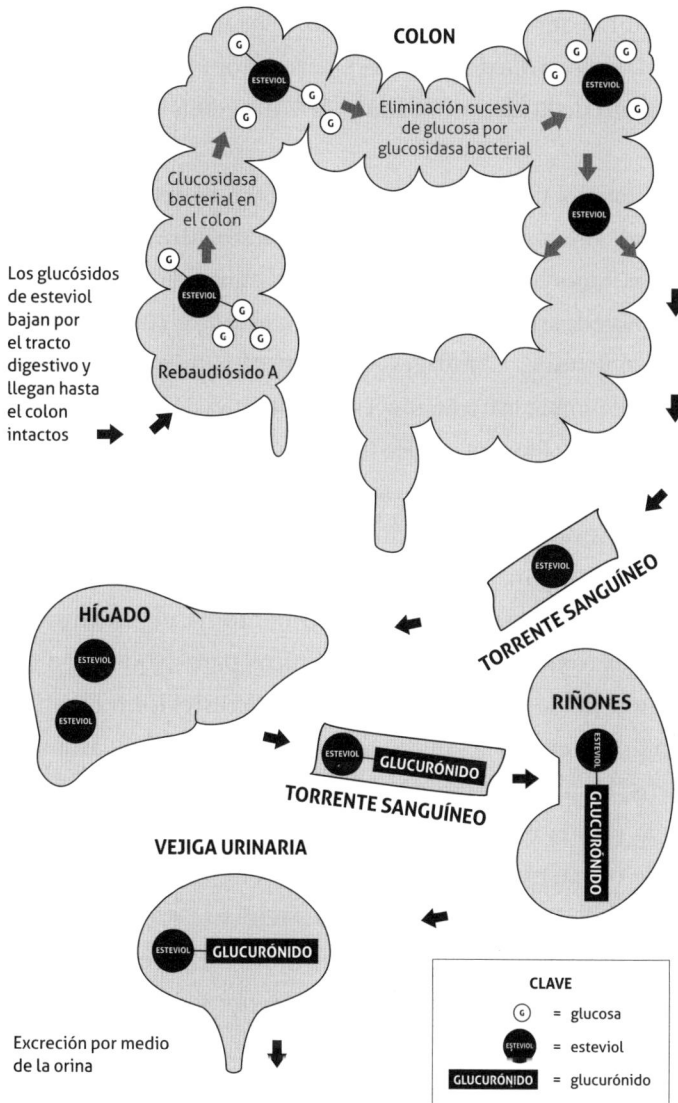

Los glucósidos de esteviol entran en el colon intactos. En él se elimina la glucosa de la molécula de esteviol. A continuación la corriente sanguínea absorbe el esteviol y lo lleva hasta el hígado, donde se combina con glucurónido y vuelve a entrar en la corriente sanguínea. Los riñones filtran el glucurónido de esteviol y lo excretan por medio de la orina.

tóxico y mutagénico.[8] En altas dosis el esteviol es tóxico para las hembras de hámsteres preñadas y sus fetos desde el sexto hasta el décimo día de gestación.[9] El doctor Ryan J. Huxtable, toxicólogo de la Universidad de Arizona, señala:

> El esteviol tiene la capacidad de penetrar en las células y afecta poderosamente a las funciones celulares básicas. Los efectos más importantes son la inhibición del transporte de monosacáridos y de la fosforilación oxidativa, combinada con la interrupción de varias actividades mitocondriales. Además, el esteviol puede someterse a un proceso de bioactivación, dando lugar a un metabolito mutagénico [esteviol-16alfa,17-epóxido].[10]

El esteviol se transporta al hígado para eliminarlo de la corriente sanguínea. Aquí se une al glucurónido y forma el glucurónido de esteviol. El hígado combina el glucurónido con varias toxinas y sustancias químicas para ayudar a su eliminación del cuerpo. El glucurónido de esteviol recién formado se segrega en la sangre. Su presencia dilata los vasos sanguíneos, lo que incrementa el flujo sanguíneo por los riñones para su rápida eliminación. En este proceso, se aumenta el flujo de orina, que causa el efecto diurético y la consiguiente bajada de la presión arterial frecuentemente mencionada en los estudios sobre la estevia. Los riñones filtran el glucurónido de esteviol de la sangre y lo eliminan por medio de la orina.

Edulcorantes bajos en calorías

Este libro trata principalmente sobre la estevia, pero no es posible exponer la investigación sobre ella sin hablar de otros sustitutos del azúcar. Por eso es preciso definir algunos términos que se usan a lo largo de todo este libro y en la bibliografía médica.

El término *edulcorante bajo en calorías* se refiere a cualquier sustituto del azúcar que proporcione menos calorías que este. Esto podría incluir edulcorantes artificiales, como el aspartamo y la sucralosa; alcoholes de azúcar, como el xilitol y el eritritol; y edulcorantes derivados de las plantas, como la estevia y el fruto del monje (*luo han guo*).

Los edulcorantes bajos en calorías se clasifican en dos categorías. La primera incluye aquellos que no proporcionan valor nutricional ni calorías. A estos se los llama edulcorantes *no nutritivos*, *no calóricos* o con *cero calorías*. Son mucho más dulces que el azúcar, por eso se los denomina también edulcorantes de *alta intensidad* o *intensos*. Los edulcorantes pertenecientes a esta categoría permitidos en Estados Unidos por la Administración de Alimentos y Medicamentos (FDA, por sus siglas en inglés) son, entre otros, la sacarina, el acesulfamo K, el aspartamo, la sucralosa, el neotame, el advantame, la estevia (glucósidos de esteviol) y el *luo han guo*. El uso de otros edulcorantes que pertenecen a esta categoría, como el ciclamato, la taumatina, la neohesperidina dihidrocalcona y el alitamo, está autorizado en algunos otros países. La mayoría de estos edulcorantes no nutritivos, de alta intensidad, se crea en laboratorios químicos y solemos referirnos a ellos como edulcorantes *artificiales*. La Asociación Norteamericana para la Diabetes prefiere la denominación *edulcorantes no nutritivos*, pero utilizaré todos estos términos para referirme a ellos.

La segunda categoría de edulcorante bajo en calorías es el *nutritivo* o de *volumen*. Estos son edulcorantes que aportan calorías, pero no tantas como el azúcar. Los alcoholes de azúcar forman esta categoría. Entre ellos, la FDA ha aprobado el uso del eritritol, los hidrosilatos de almidón hidrogenados, la isolmaltosa, el lactitol, el maltitol, el manitol, el sorbitol y el xilitol. La Comisión Europea ha aprobado todos estos edulcorantes así como el jarabe de poliglicitol.

DULZOR DE LOS EDULCORANTES EN RELACIÓN CON LA SACAROSA*	
Hoja de estevia	30-40
Ciclamato	30-50
Estevia (glucósidos mixtos de esteviol)	150-200
Aspartamo	200
Acesulfamo K 200	200
Estevia (rebaudiósido A)	200-300
Sacarina	300
Neohesperidina dihidrocalcona	340
Luo han guo (mogrósido 5)	300-400
Sucralosa	600
Taumatina	2.000
Alitamo	2.000
Neotame	8.000
Advantame	2.000

*La sacarosa tiene un dulzor comparativo de 1.

Capítulo 2

LOS PROBLEMAS DE LOS EDULCORANTES BAJOS EN CALORÍAS

La paradoja de la pérdida de peso

Los edulcorantes bajos en calorías han sido aclamados como una respuesta a nuestro creciente problema de obesidad; sin embargo, aunque se han llevado a cabo numerosos estudios, no han aportado pruebas de que el consumo de estos edulcorantes favorezca el adelgazamiento.[1]

Los índices de obesidad empezaron a elevarse en la pasada década de los ochenta y siguen subiendo en el mundo entero. Durante los últimos treinta años el número de personas con sobrepeso y obesidad se ha incrementado de manera sistemática. En la actualidad ha alcanzado proporciones epidémicas. Para los profesionales de la salud pública esta tendencia es sorprendente y desesperanzadora.

Los expertos en temas de salud esperaban que las mejoras graduales en la alimentación norteamericana de los últimos años revirtieran esta tendencia a la obesidad. El consumo de refrescos con todas sus calorías ha bajado un 25% desde los años noventa, y la Encuesta Nacional de Examen de Salud y Nutrición[2] tiene evidencias de que la ingestión total de calorías ha descendido tanto en los adultos como en los niños. Sin embargo, a pesar de la reducción del consumo de azúcar y del total de calorías, los índices de obesidad siguen subiendo. «Esta tendencia es muy lamentable y decepcionante —se lamenta Marion Nestle, profesora del Departamento de Nutrición, Alimentación y Salud Pública de la Universidad de Nueva York—. Todos esperábamos que con la bajada del consumo de azúcar y refrescos empezaríamos a ver una estabilización de la obesidad adulta».

Gran parte de la disminución del consumo de azúcar y calorías totales se atribuye al uso de edulcorantes bajos en calorías. Pero estos edulcorantes no han tenido el impacto positivo que se esperaba.

El propósito de todos los sucedáneos del azúcar es que no aporten ninguna cantidad apreciable de calorías. Obtienes el mismo sabor dulce sin las calorías. Si comes los mismos alimentos, pero sin todas esas calorías del azúcar, tu ingesta total de calorías será inferior y perderás peso; al menos esa es la teoría.

Sin embargo, en la práctica las cosas no funcionan de esta manera. Los consumidores pasan de los refrescos endulzados con azúcar a las versiones sin azúcar y no adelgazan. ¡Es más, tienden a engordar! No importa el tipo de edulcorante sin calorías que se utilice, el resultado es que se sigue ganando peso, no perdiéndolo.

El uso principal de la estevia es el de sustituto del azúcar para ayudar a adelgazar. Los edulcorantes de alta intensidad, no calóricos, como el aspartamo, la sucralosa y la estevia, son cientos de veces más dulces que el azúcar. Se necesitan cantidades muy pequeñas para endulzar los alimentos al nivel que lo hace el azúcar, aportando un número insignificante de calorías, en el caso de que aporten algunas.

La gente elige intuitivamente este tipo de edulcorantes en lugar de azúcar para reducir su consumo de calorías en un esfuerzo por perder o mantener el peso. El azúcar proporciona una gran cantidad de hidratos de carbono rápidamente absorbibles, lo cual lleva a una ingesta excesiva de energía y a un aumento de peso, por lo que a esta sustancia se la considera el mayor culpable de la epidemia de obesidad. Como la estevia se extrae de una planta exótica, su imagen suele ser la de un «alimento sano». Lo irónico es que el llamado alimento sano no ayuda a adelgazar; de hecho, favorece el aumento de peso, contradiciendo así la finalidad principal de su uso.

Le hemos echado toda la culpa de nuestra creciente epidemia de obesidad al consumo excesivo de calorías. La solución obvia para este problema sería reducir el consumo total de calorías. Desafortunadamente, comer menos no es fácil, ya que suele estar acompañado por un hambre constante y por antojos incontrolables que pueden echar a pique los mejores propósitos.

Los productores de alimentos creen haber encontrado la solución con los edulcorantes bajos en calorías o que carecen totalmente de ellas. Reemplazar el azúcar por edulcorantes no calóricos nos permite seguir tomando nuestras bebidas y alimentos favoritos sin todas esas calorías indeseadas. Siempre que no comamos más de lo que comeríamos normalmente, estos alimentos y bebidas sin azúcar deberían impedir el aumento de peso y ayudar a adelgazar.

Por desgracia, lo que sucede es justo lo contrario. Durante las dos últimas décadas a medida que ha ido en aumento el consumo de los edulcorantes no calóricos y disminuido el del azúcar, los índices de obesidad han subido más que nunca. En 1960, antes de que se extendiera el uso de los edulcorantes artificiales, solo un 14,3% de la población estadounidense era obesa (entendiendo por esto un índice de masa corporal superior a 30). Desde que en los años noventa aparecieron en el mercado una docena o más de edulcorantes bajos en calorías, el índice de obesidad se ha incrementado ni más ni menos que un 38%.

Se ha desarrollado un sector que mueve más de mil millones de dólares en torno a los alimentos bajos en calorías o sin azúcar. Durante la pasada década se produjo un tremendo incremento del número de productos alimenticios que contienen edulcorantes no calóricos. Actualmente existen en el mercado alrededor de doce mil alimentos que contienen al menos uno de los cinco edulcorantes artificiales aprobados por la FDA (sucralosa, aspartamo, acesulfamo K, sacarina y neotame). Otros siete mil productos contienen alcoholes de azúcar y más de mil doscientos, estevia.[3]

Está claro que reemplazar el azúcar por edulcorantes no calóricos no ha detenido la epidemia de obesidad, y puede que, en realidad, sea uno de los factores que han impulsado esta epidemia a niveles desconocidos hasta ahora. Las dudas acerca del valor de los edulcorantes no calóricos comenzaron a surgir cuando los estudios demostraron que quienes bebían refrescos con edulcorantes artificiales tendían a engordar más que quienes bebían las versiones originales con todo el azúcar.[4-5]

Muchas personas eligen los refrescos *light* en lugar de los que contienen azúcar para reducir el consumo de calorías y favorecer así el control del peso. Sin embargo, los investigadores afirman que los consumidores de este tipo de bebidas con edulcorantes artificiales no solo no pierden peso sino que, por lo general, lo ganan. Esto no es ninguna sorpresa. La doctora Sharon P. Fowler y sus colegas del Centro de Ciencias de la Salud de la Universidad de Texas analizaron la información correspondiente a un periodo de ocho años. «Lo que nos sorprendió fue que al estudiar los datos de quienes solo tomaban refrescos *light*, descubrimos que su riesgo de obesidad era incluso superior [a aquellos que tomaban los refrescos normales]», dice. Cuando los investigadores examinaron con más atención estos datos, descubrieron que prácticamente todo el riesgo de obesidad por tomar refrescos venía de los refrescos *light* en lugar de los que contenían azúcar. «Había un 41% de aumento del riesgo de sobrepeso por cada lata o botella de refresco *light* que una persona consume al día», indica Fowler.[4]

Esto no afecta solo a las personas con sobrepeso, es decir, a quienes ya tienen un problema de peso. Cualquiera con un peso normal que tome refrescos *light* engordará excesivamente o se volverá obeso.

El equipo de Fowler observó a mil quinientos cincuenta sujetos de edades comprendidas entre veinticinco y sesenta y cuatro años. De ellos, seiscientos veintidós participantes tenían un peso normal al principio del estudio pero tras siete u ocho años una tercera parte de ellos presentaba problemas de sobrepeso u obesidad.

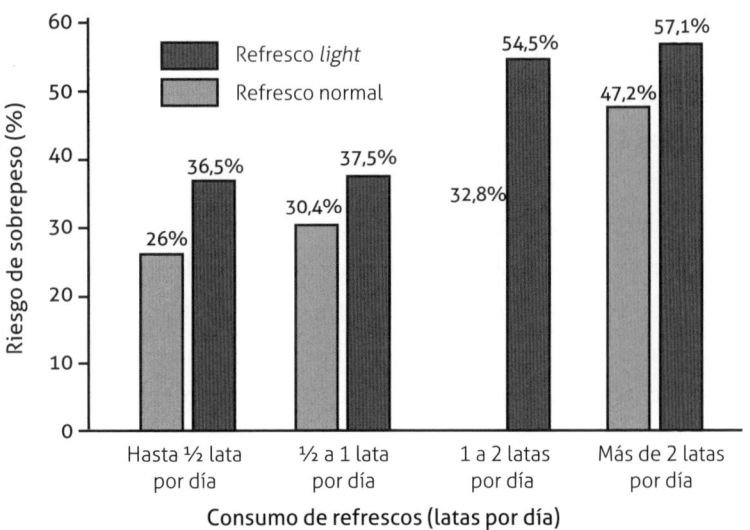

Adaptado de S. P. Fowler y otros, «Fueling the obesity epidemic? Artificially sweetened beverage use and longterm weight gain». *Obesity* (Silver Spring, MD) 2008; 16: 1894-1900.

Los estudios realizados con animales han demostrado sin lugar a dudas que los edulcorantes artificiales pueden causar más aumento de peso que el azúcar. Cuando estos animales siguen una dieta controlada que contiene alimentos endulzados con azúcar o con edulcorantes, estos últimos inducen a un mayor consumo total de calorías, un mayor aumento de peso y un incremento de la grasa corporal.[6-7]

En un estudio las ratas fueron separadas en dos grupos. A uno se le dio agua endulzada con glucosa y al otro, agua endulzada con sacarina. Durante diez días consecutivos las ratas tuvieron acceso toda la noche a esta bebida. Asimismo, se les dio libre acceso a comida y agua pura durante todo el experimento. Se registró el peso corporal y la cantidad de comida consumida por todas las ratas en los días 1, 5 y 10 del estudio. Las que tomaron el agua con sacarina ganaron peso más rápidamente y consumieron una mayor proporción de alimento (ver las figuras 1 y 2).

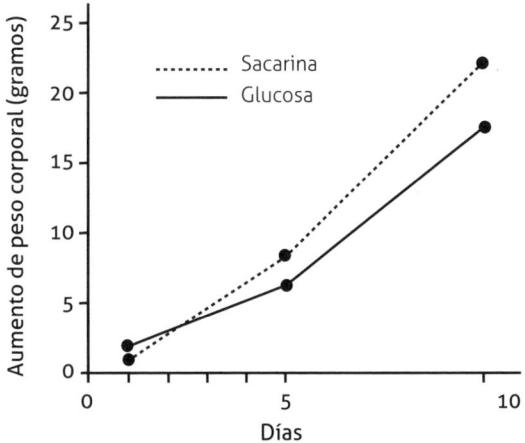

Figura 1. Aumento de peso tras consumir sacarina o glucosa.

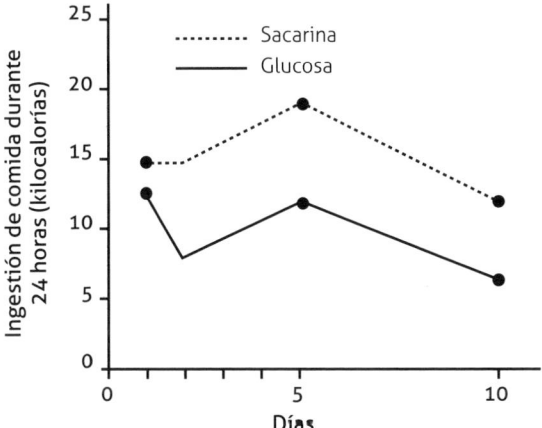

Figura 2. Aumento de comida ingerida al consumir sacarina o glucosa.

Los mismos investigadores repitieron luego el experimento, esta vez usando estevia. Escogieron una marca (Steviva) del supermercado local que consistía en extracto puro de estevia (rebaudiósido A) sin aditivos ni relleno alguno. Se separó a las ratas en tres grupos. Un grupo recibió una solución de extracto de estevia con agua disponible durante toda la noche durante quince días; otro recibió sacarina; y el tercer grupo recibió una solución de glucosa. Durante todo el experimento las ratas podían tomar todo el pienso de laboratorio y agua pura que quisieran. El aumento de peso en los animales que ingirieron estevia y sacarina fue prácticamente el mismo. Sin embargo, tanto las ratas del grupo de la estevia como las del de la sacarina experimentaron un aumento de peso significativamente mayor que aquellas a las que se les suministró glucosa (ver la figura 3). Este estudio se llevó a cabo para determinar si existía diferencia en los efectos de los distintos edulcorantes no calóricos, y el resultado fue que no. La estevia fomentaba el aumento de peso en la misma medida que la sacarina.[8]

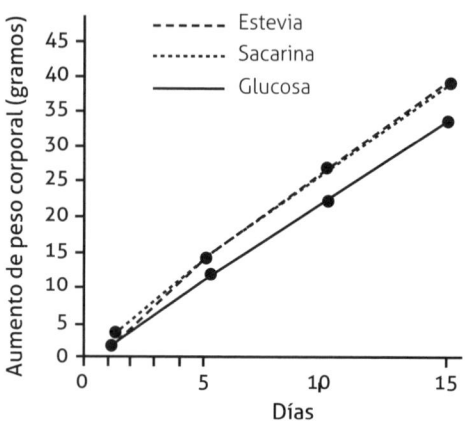

Figura 3. Aumento de peso tras consumir estevia, sacarina o glucosa.

Varios estudios a gran escala realizados con seres humanos han descubierto también una clara relación entre el consumo de edulcorantes no calóricos y el aumento de peso.[9-11] Dichos estudios sugieren que si quieres engordar, deberías usar edulcorantes no calóricos en lugar de azúcar.

Investigadores de la Universidad de Liege, en Bélgica, hicieron un análisis extenso de las investigaciones publicadas, que incluía trescientos ochenta y tres estudios sobre los beneficios y los riesgos relacionados con los edulcorantes no calóricos; el 30% de estos estudios fue financiado por empresas, el 56% por organizaciones sin ánimo de lucro y el resto no declaró sus fuentes de financiación. Encontraron una gran cantidad de resultados contradictorios en ellos, muchos debidos probablemente al diseño del estudio y a las diferentes poblaciones a las que iba dirigido. Si los edulcorantes no calóricos ayudaran realmente a perder peso, reducir los niveles de azúcar en la sangre e impedir la diabetes, esto debería haber quedado claro al analizar todos estos estudios. Sin embargo, no ha sido así.

Según afirmaron los investigadores: «Los estudios disponibles, pese a ser numerosos, no aportan pruebas de que el consumo de edulcorantes artificiales como sustitutos del azúcar sea beneficioso para controlar el peso, regular la glucosa en sangre en los sujetos diabéticos o frenar la incidencia de la diabetes tipo 2».[12]

Se ha calculado que consumir un edulcorante sin calorías como sustituto del azúcar disminuye el aporte calórico diario en unas 220 calorías.[13] Algo menos de 500 gramos almacenan 3.500 calorías. Así que, según la ciencia dietética, para perder casi medio kilo de grasa tendrías que reducir tu ingestión normal de calorías en 3.500. Si reduces el consumo total de calorías en 220 al día sustituyendo el azúcar por edulcorantes no calóricos, en teoría deberías perder 1 kilo al mes. En un año deberías perder 11 kilos y en dos años, 22. Deberías lograr este ritmo de adelgazamiento sencillamente sustituyendo el azúcar por edulcorantes no calóricos, sin necesidad de realizar ningún otro ajuste en tu alimentación ni en tu forma de vida.

Sin embargo, ¿cuánta gente que ha pasado del azúcar al edulcorante, sin alterar profundamente su alimentación, consigue adelgazar así? La verdad es que prácticamente nadie. Cambiar el azúcar por edulcorantes sin calorías no nos hace adelgazar, y mucho menos 11 kilos al año. A menos que la persona siga una dieta de calorías restringidas normalmente no adelgazará nada y con frecuencia experimentará un aumento de peso. Obviamente aquí falla algo. La teoría no funciona. Si reduces el consumo total de calorías, deberías perder peso. Pero eso no sucede cuando usas edulcorantes no calóricos.

Para lograr entender mejor las numerosas investigaciones que pueden tener resultados ligeramente distintos, los investigadores suelen realizar un «metaanálisis» en el que combinan los datos de varios estudios anteriores y los evalúan en conjunto. Mediante un metaanálisis consistente en nueve estudios observacionales y quince ensayos controlados aleatorios se evaluaron los efectos de los edulcorantes bajos en calorías en el peso y la composición corporal. Los investigadores descubrieron que en los estudios observacionales el consumo de edulcorantes sin calorías propició un incremento de peso, no una disminución, como se esperaba. Los ensayos controlados aleatorios, en los que se revisó cuidadosamente el consumo de alimentos, mostraron una ligera disminución de peso. La duración de los ensayos variaba considerablemente, de tres semanas a dieciocho meses. En el transcurso de este periodo de tiempo, la bajada media de peso fue de un total de 0,8 kilos.[14]

Aparentemente, los ensayos controlados aleatorios utilizados en este metaanálisis justifican la afirmación de que los edulcorantes sin calorías pueden ayudar a adelgazar. De hecho, estoy seguro de que algunos de estos estudios se usan para apoyar esa afirmación. Basándose en el cálculo de que los edulcorantes sin calorías reducen el consumo diario en 220 calorías, la disminución media de peso debería ser, como he explicado, de 11 kilos por persona al año, y no de unos insignificantes 0,8. Aunque los consumidores de edulcorantes sin calorías eliminaron las calorías del azúcar, sus resultados fueron casi idénticos a los de quienes tomaban alimentos endulzados con azúcar y consumían sustancialmente más calorías. Reducir el consumo de calorías tomando edulcorantes no aportó un verdadero beneficio en términos de pérdida de peso.

Es verdad que algunos estudios muestran que el uso de edulcorantes favorece el adelgazamiento, pero esos mismos estudios demuestran, paradójicamente que los edulcorantes no calóricos causan más aumento de peso que el azúcar. Déjame explicártelo. Digamos que tenemos dos grupos idénticos de personas. Uno usa azúcar en su alimentación y el otro toma un edulcorante sin calorías en lugar del azúcar. Para que las condiciones sean las mismas, asumamos que ambos grupos consumen idéntico número de calorías. Aunque la ingestión de calorías sea la misma, el grupo del edulcorante tendrá tendencia a ganar más peso que el grupo del azúcar. Por eso es por lo que cuando la gente empieza a tomar edulcorantes sin calorías no experimenta una pérdida de 11 kilos en un año, ni de 22 en dos, ni de 33 en tres años, como debería.

Asumamos ahora que la cantidad de calorías consumida es diferente. El grupo que usa el edulcorante consume 220 calorías menos al día que el grupo que toma azúcar.

Usando los resultados de los metaanálisis anteriores, después de un año conseguirán perder aproximadamente 900 gramos más que el grupo que toma azúcar. En efecto, esta no es una pérdida significativa de peso. Sabemos que 900 gramos de peso corporal equivalen a 7.000 calorías de alimentos. Aunque el grupo del edulcorante consumió 80.300 calorías menos al año, la pérdida de peso solo reflejó una reducción de 7.000 calorías al año. En otras palabras, aunque realmente ese edulcorante no contenía calorías, ¡tuvo un efecto en el cuerpo equivalente a comer unas 73.300 calorías extras! Por lo tanto, si estás usando edulcorantes no calóricos en lugar de azúcar, debes consumir unas 200 calorías menos al día para mantener el mismo peso que una persona que come alimentos endulzados con azúcar. Hay que admitir que estos cálculos son teóricos pero se basan en los datos de estudios reales con seres humanos.

Por tanto, el resultado de la suma de los estudios controlados aleatorios en el metaanálisis mostró, tal y como lo hicieron los estudios observacionales, que los edulcorantes sin calorías favorecen más que el azúcar el aumento de peso.

Quienes usaban edulcorantes sin calorías consumieron muchas menos calorías, pero no perdieron la cantidad de peso correspondiente a dichas calorías, lo que revela que de alguna manera los edulcorantes no calóricos *favorecen* el aumento de peso con independencia del contenido de calorías de la dieta.

El sabor dulce

Si los edulcorantes no calóricos reducen la ingestión de calorías, ¿cómo causan un aumento de peso? Hasta ahora esto era todo un misterio; consumir menos calorías debería favorecer la reducción de peso, no su incremento.

Los investigadores se propusieron encontrar la respuesta y descubrieron algo bastante interesante.

La respuesta tiene que ver exclusivamente con el dulzor. El azúcar de los alimentos activa los receptores del sabor dulce de la lengua que mandan señales al cerebro, que a su vez envía mensajes al aparato digestivo para que se prepare para las correspondientes calorías del azúcar. El páncreas segrega inmediatamente insulina en la corriente sanguínea, en previsión de un flujo de azúcar proveniente de la comida. La insulina retira la glucosa de la corriente sanguínea, bajando así los niveles de glucosa en la sangre como preparación para el nuevo flujo de azúcar (glucosa) que está a punto de entrar con la comida. De esta manera, los niveles de azúcar en sangre se mantendrán dentro de los límites seguros y normales inmediatamente después de comer.

Se ha observado que los animales de laboratorio consumen más alimentos cuando se les da acceso a agua endulzada con edulcorantes artificiales.[15-16] Las ratas que reciben una solución de sacarina en agua consumen entre un 10 y un 15% más de alimento que cuando se les da solo agua.[17] Los edulcorantes artificiales, igual que el azúcar, activan los receptores del gusto dulce enviando señales al cerebro. Pero cuando las calorías esperadas no vienen con los alimentos endulzados artificialmente, se incrementa la sensación de hambre, que impulsa a comer en exceso para compensar las calorías perdidas.[18-20]

Multitud de estudios realizados con animales y seres humanos han demostrado que los edulcorantes sin calorías estimulan el apetito más que el azúcar y fomentan la glotonería.[21-26] Por ejemplo, un grupo de investigadores ofreció a unos voluntarios un aperitivo a media mañana que consistía en yogur natural sin endulzar, y otro día ese mismo yogur endulzado con sacarina o glucosa y con un mismo nivel de dulzor en ambos casos. Una hora después de tomar el aperitivo los voluntarios recibieron el almuerzo y se supervisó la cantidad de alimentos consumidos. La ingestión de comida durante el almuerzo fue significativamente mayor tras el yogur endulzado con sacarina que con el yogur sin endulzar consumido previamente. Además, la sacarina también favoreció un aumento del consumo de calorías después del almuerzo. Al final del día, la ingestión total de calorías fue mayor tras el aperitivo endulzado con sacarina que tras el aperitivo endulzado con azúcar.[27]

Al parecer, no importa qué tipo de edulcorante sin calorías se utilice. Aunque los investigadores probaron distintos tipos, con propiedades químicas muy diferentes, todos activan los receptores del sabor dulce de la lengua e incrementan la sensación de hambre en comparación con el azúcar.

En otro estudio, el agua endulzada con aspartamo aumentó el apetito de los sujetos adultos con un peso normal, tal y como se esperaba; pero cuando ingirieron la misma dosis de aspartamo en forma de cápsula, sin pasar por los receptores del sabor dulce de la lengua, no se produjo el efecto de hambre,[28] lo que demuestra que el tipo de edulcorante sin calorías no afecta a los resultados. Es la activación de los receptores del sabor dulce de la lengua y la falta de calorías del azúcar, que el sistema digestivo espera, lo que hace que aumente el apetito y, por consiguiente, se coma en exceso. Todos los edulcorantes sin calorías, entre ellos la estevia, activarán los receptores del sabor dulce y, debido a su falta de calorías, incrementarán la sensación de hambre. Cuanto más dulce sea la comida, mayor el efecto. De manera que si combinas la estevia con otros edulcorantes sin calorías, como el eritritol, para intensificar el dulzor (como suele hacerse en los alimentos preparados), los efectos se amplificarán.

Alteración del metabolismo

Hay otro efecto, incluso más preocupante, derivado del consumo de edulcorantes no calóricos. El sabor dulce sin azúcar no solo estimula el apetito sino que, independientemente de esto, deprime el metabolismo, ¡lo que a su vez fomenta el aumento de peso![29]

Normalmente, cada vez que ingerimos comida, nuestro metabolismo se acelera ligeramente durante un par de horas para ayudar al proceso digestivo. Esta aceleración del metabolismo quema muchas de las calorías consumidas durante la comida. Sin embargo, los alimentos que contienen edulcorantes sin calorías no activan esa aceleración del metabolismo que se produce tras las comidas. El resultado es un metabolismo más lento que hace que el cuerpo almacene, en lugar de quemar, las calorías aportadas por los alimentos ingeridos. Mucha gente sufre ya de por sí un metabolismo lento; no necesitan agravar el problema tomando edulcorantes artificiales. No importa qué tipo de edulcorante sin calorías se use (sacarina, aspartamo, estevia...), los efectos metabólicos son los mismos. Ingerir alimentos endulzados con estevia impedirá que tus esfuerzos por bajar de peso tengan éxito.

Aunque los edulcorantes no calóricos no proporcionan calorías, el efecto que tienen en el cuerpo es el mismo que si tuvieran más calorías que el azúcar, con lo cual no tienen ninguna utilidad para ayudar a adelgazar. Si tu objetivo es bajar de peso, sería mejor que tomaras azúcar de verdad en lugar de estevia.

Continuamente me encuentro a personas con problemas para bajar de peso con una u otra dieta. Siguen las restricciones alimentarias al pie de la letra, reduciendo la ingestión total de calorías, e incluso hacen ejercicio, pero no consiguen los resultados que desean. El problema es que toman postres, aperitivos y bebidas endulzados con edulcorantes sin calorías. Como estos alimentos son bajos en calorías, las dietas suelen aprobarlos. Este amor por lo dulce es su perdición.

La adicción al azúcar

Dietas para adelgazar las hay a montones. Se ponen de moda una temporada y luego desaparecen. Pocas permanecen durante mucho tiempo. Tan pronto como surge la nueva moda para adelgazar, la gente deja la que seguía hasta entonces y se apunta a la nueva con la esperanza de que tendrá mejores resultados que con la anterior. En las últimas décadas hemos visto la aparición y desaparición de numerosas dietas. Algunas tienen vigencia durante más tiempo que otras. Pero los resultados finales son siempre los mismos. Al principio, pierdes unos cuantos kilos, pero a la larga vuelves a recuperar todo el peso y no estás mejor que al empezar el régimen. Según la Clínica Mayo, el 95% de los que hacen dietas para bajar de peso vuelven a ganarlo enteramente al cabo de cinco años. ¡Eso significa una tasa de fracaso de un 95%!

Cuanto más pesa alguien más le cuesta adelgazar y mantener ese peso. Investigadores del King's College de Londres concluyeron que la probabilidad de que una persona obesa logre alcanzar un peso corporal normal es de 1 de cada 210 en el caso de los hombres y de 1 de cada 124 en el de las mujeres. Cuando se trata de obesidad mórbida, la probabilidad es de 1 de cada 1.290 en los hombres y 1 de cada 677 en las mujeres.[30] En otras palabras, si eres obeso te resulta prácticamente imposible adelgazar de manera permanente.

¿Por qué es tan difícil perder peso y no volver a recuperarlo? La respuesta es la adicción. La adicción al azúcar es el elemento en común que condena al fracaso todas las dietas de adelgazamiento. Prácticamente la totalidad de las personas con sobrepeso es adicta al azúcar y a los dulces; por eso precisamente tienen sobrepeso. A todo el mundo le encantan los alimentos dulces. El sabor dulce activa los centros de placer cerebrales. Por desgracia, en algunos este estímulo se vuelve adictivo e incontrolable. El resultado es la sobrealimentación y el aumento de peso.

Casi todas las dietas de adelgazamiento ignoran la adicción al azúcar. Algunas le dedican algunas palabras sin mucho contenido pero luego ofrecen diversas recetas de postres «bajos en calorías» para contentar a quienes las siguen, lo que no hace más que alimentar su adicción. De hecho, la mayoría de las dietas para bajar de peso (ya sean bajas en grasa, bajas en hidratos de carbono, ricas en grasas, ricas en proteínas, veganas o de cualquier otro tipo) alimentan a propósito esta adicción con objeto de vender libros, programas de dietas y productos alimenticios. Por ejemplo, fíjate en todos los postres y dulces vendidos por empresas como Weight Watchers, Jenny Craig y

Atkins. Sus productos son el sueño de un adicto al azúcar. Incluso las llamadas dietas «bajas en hidratos de carbono» pueden estar llenas de dulces: puedes comprar barritas de caramelo (barritas de proteína) bajas en hidratos de carbono, pasteles, galletas y otros postres. Hay una gran variedad entre la que elegir. Aunque estos postres no estén endulzados con

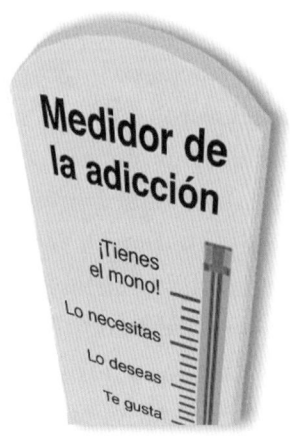

azúcar, se utilizan los edulcorantes no calóricos, que son exactamente igual de adictivos. Los libros de cocina para dietas, incluso los de las bajas en hidratos de carbono y la cetogénica, que promulgan la abstinencia del azúcar y de los alimentos ricos en hidratos, están llenos de recetas de postres para incitar a los clientes a comprarlos. ¡Hay incluso libros enteros dedicados a los postres bajos en hidratos de carbono y cetogénicos! Todas estas recetas son engaños que mantienen vivos los antojos de azúcar y que garantizan que terminarás fracasando con tu dieta.

La alimentación rica en azúcar y en otros edulcorantes es lo que fomenta nuestra actual epidemia de obesidad. El mayor obstáculo para bajar de peso es la adicción al azúcar. Ninguna dieta de adelgazamiento tendrá éxito mientras se mantenga esta adicción.

El consumo excesivo de alimentos y bebidas ricos en azúcar está motivado en un principio por el placer que nos proporciona el sabor dulce, y con frecuencia se compara a una adicción a las drogas. Esto quizá suene exagerado, pero la realidad es que la adicción al azúcar puede causar un comportamiento compulsivo persistente, ansiedad grave, incapacidad para un juicio claro e incluso síntomas físicos, lo que condenará al fracaso cualquier esfuerzo por adelgazar.

Una serie de estudios ha demostrado que el azúcar y los edulcorantes sin calorías pueden ser más adictivos que la cocaína, una de las sustancias más adictivas y perjudiciales que se conocen actualmente.[31-33]

Por ejemplo, un equipo de investigadores de Francia y Australia dio a ratas de laboratorio libre acceso a cocaína y a agua endulzada con azúcar. Al exponerlas a ambas sustancias, su preferencia por el azúcar fue mucho mayor que el deseo de cocaína. Incluso las que ya eran adictas a la cocaína cambiaron rápidamente su adicción al azúcar cuando se les ofreció la posibilidad de hacerlo; también estaban más dispuestas a trabajar por azúcar que por cocaína. Este estudio demostró que el azúcar producía una tendencia adictiva más fuerte que la cocaína.

Una pregunta que los investigadores querían responder era: ¿la preferencia por el azúcar se debe a las propiedades químicas de esta sustancia o a su sabor dulce? Para responderla, examinaron también a las ratas usando el edulcorante artificial sacarina, que tiene una composición química completamente diferente a la del azúcar. Los resultados fueron los mismos. El tipo de endulzante no importaba: era el sabor dulce lo que provocaba ese poderoso efecto.[31]

Otros estudios han podido demostrar que, cuando se les da a elegir entre agua sin ningún aditivo y agua endulzada con azúcar o sacarina, los ratones se atiborran de agua endulzada —beben tres veces más que normalmente—, lo que muestra una conducta claramente adictiva. Su conclusión fue que los alimentos y las bebidas endulzados, sea cual sea el edulcorante empleado, generan un estímulo tan fuerte que puede imponerse a la conducta normal y al autocontrol, y que, por lo tanto, provoca adicción.

Aparentemente, la estevia tiene un efecto parecido. Los investigadores les dieron a elegir a las ratas y a los ratones entre agua endulzada con sacarina o con rebaudiósido A (estevia) y agua sin endulzar. La preferencia de los animales por el rebaudiósido A era exactamente tan fuerte como la que sentían por la sacarina. Sin embargo, al comparar directamente la sacarina con el rebaudiósido A, preferían este último.[34] Es curioso que se prefiriera el rebaudiósido A a otros edulcorantes artificiales como el aspartamo y el ciclamato.

El sabor dulce en sí es lo que provoca respuestas fisiológicas por parte del cerebro y el resto del cuerpo que en muchos aspectos son muy similares a las provocadas por las drogas. Por ejemplo, tanto el sabor dulce como las drogas estimulan la señalización de dopamina en las áreas cerebrales implicadas en el proceso de gratificación y aprendizaje.[35-36] Además, se produce una tolerancia y una dependencia mutuas entre el azúcar y las drogas; por ejemplo, los animales con un largo historial de consumo de azúcar de hecho se vuelven tolerantes (insensibles) a los efectos analgésicos de la morfina.[37] Asimismo, se ha descubierto que interrumpir el consumo excesivo de alimentos endulzados puede provocar síntomas de abstinencia parecidos a los de la adicción a la cocaína.[38] Por último, los estudios realizados con imágenes de resonancia magnética en seres humanos han descubierto en el cerebro de los individuos obesos adaptaciones que reproducen las observadas en los adictos a la cocaína.[39-40]

No es tanto una adicción al *azúcar* como una adicción a lo *dulce*, ya que cualquier tipo de edulcorante puede causar y mantener esa adicción. Da igual que el sabor dulce proceda del azúcar, el aspartamo, el xilitol o la estevia, los resultados son los mismos. El sabor dulce, una vez percibido por los receptores de la lengua, envía señales al cerebro, lo que da lugar a deseos compulsivos y adicciones. Los receptores no distinguen ninguna diferencia entre azúcar y estevia, las señales que envían al cerebro son las mismas.

Los edulcorantes bajos en calorías o sin calorías no ayudan a bajar de peso ni a superar la adicción al azúcar. Si quieres adelgazar, ten presente que los sustitutos del azúcar son tus enemigos, no tus amigos. Te ofrecen una falsa sensación de seguridad al tiempo que alimentan la adicción. Emplear sustitutos del azúcar, entre ellos la estevia, refuerza las adicciones, el apetito descontrolado y los malos hábitos.

Muchos usan sustitutos del azúcar como una manera de acabar con su adicción a esta sustancia, pero terminan volviéndose adictos a estos otros edulcorantes y sin haber llegado a superar su adicción al azúcar.

Tomé conciencia de la adicción a la estevia antes de leer los estudios mencionados anteriormente. He visto cómo mucha gente la consume en exceso y abusa de ella, llegando incluso a desarrollar una tolerancia a su regusto amargo. Una vez, una amiga me dio a probar el agua endulzada con estevia que bebía y estuve a punto de vomitar por la tremenda intensidad de su sabor agridulce. He tomado muchos alimentos y bebidas endulzados con estevia, pero nunca había probado algo así. No puedo entender cómo le puede gustar a alguien; sin embargo, ella bebía agua endulzada con estevia durante todo el día. Además, tenía muchas dificultades para bajar de peso, aunque comía muy poco y seguía una dieta estricta baja en hidratos de carbono.

Nos hemos volcado hacia la estevia por nuestra adicción al azúcar. Buscamos un sustituto natural del azúcar que nos proporcione toda la dulce satisfacción que nos ofrece sin sus efectos secundarios nocivos, pero ¡no lo vamos a encontrar! La única manera de desengancharse de la adicción a los alimentos y bebidas dulces es dejar de consumirlos.

Si consumes más de una mínima cantidad de estevia, notarás claramente su característico regusto amargo. Si *no* lo notas, eso significa que la marca que estás empleando está muy adulterada con otros edulcorantes, o bien que te has vuelto tolerante a ese sabor, una señal clara de adicción a la estevia.

Mucha gente está tan desesperada por creer que hay un sustituto natural e inofensivo del azúcar que cierra los ojos a las evidencias de que no es así. Algunos incluso se enfadan si dices algo negativo sobre la estevia; la defienden de forma casi violenta. Cuando veo un caso así, me viene a la mente el alcohólico o el drogadicto que se niega a admitir su adicción y trata de justificarse. La estevia (en la forma de glucósidos purificados de esteviol) es una droga, una droga adictiva, por eso es lógico que algunos se indignen cuando se pone en tela de juicio su seguridad y su eficacia como sustituto del azúcar. Enfadarse es una señal de adicción. La adicción se impone al sentido común y a la razón, y nos impulsa a desarrollar hábitos alimentarios insensatos.

Y luego, por supuesto, están los que ganan dinero promoviendo y vendiendo la estevia. A ellos no les gustarán nada estos descubrimientos; puede que incluso se nieguen a darles crédito y luchen encarnizadamente en su defensa. Cuando hay dinero por medio, se puede llegar a perder los estribos.

Anticetogénica

Una dieta cetogénica es aquella que es baja en hidratos de carbono, rica en grasas y moderada en proteínas. Con una dieta cetogénica, el cuerpo consigue la mayor parte de su energía quemando grasas en lugar de glucosa. La grasa que se usa para servir de combustible a las células del organismo viene de la grasa corporal almacenada y de la de los alimentos que ingerimos. Como la grasa corporal se utiliza para satisfacer las necesidades energéticas, se reduce fácilmente, por lo que la dieta cetogénica es ideal para adelgazar siempre que se reduzca también el número total de calorías. Esta dieta fue desarrollada originalmente en los años veinte del pasado siglo para tratar la epilepsia, y obtuvo muy buenos resultados con esta enfermedad. Sigue siendo el mejor tratamiento para la epilepsia, ya que reduce de manera significativa los ataques y brinda en muchos casos una cura completa y permanente. Este éxito ha llevado a su uso para tratar otras enfermedades neurológicas, como alzheimer, parkinson, ELA, apoplejía, autismo, trastornos del desarrollo y depresión. Antes del descubrimiento de la insulina, en la década de los veinte, se usaba una dieta cetogénica para tratar la diabetes tipo 1. Hoy en día es el tratamiento más eficaz tanto para la diabetes tipo 1 como para la tipo 2, y ha demostrado ser valiosísimo en el tratamiento del síndrome metabólico, que se caracteriza por obesidad abdominal, presión arterial elevada, resistencia a la insulina y niveles anormales de colesterol. En los últimos años su uso se ha popularizado para luchar contra enfermedades cardiacas, cáncer, glaucoma, degeneración macular, alcoholismo y drogadicción, así como para mejorar el rendimiento y la resistencia de los deportistas.[41-44] La dieta cetogénica ejerce un efecto extraordinariamente terapéutico que mejora la salud general.

Normalmente utilizamos glucosa para satisfacer la mayoría de nuestras necesidades energéticas. La glucosa se obtiene principalmente de los hidratos de carbono de los alimentos. Entre comidas y cuando estamos durmiendo, ayunando o no comemos hidratos de carbono, bajan los niveles de glucosa en sangre y el cuerpo empieza a utilizar la grasa almacenada para suplir sus necesidades de energía. Parte de esta grasa se convierte en un tipo de combustible de alta densidad llamado cetona. Las cetonas son una forma de combustible altamente eficiente que produce más energía que la glucosa o la grasa. Se dice que una persona está en cetosis cuando está quemando más grasa y cetonas que glucosa para obtener energía. Cuando alguien sigue una dieta cetogénica, entra en cetosis, estado al que nos solemos referir como cetosis nutricional porque es la alimentación la que lo produce.

Con objeto de mantener los niveles de glucosa en sangre lo suficientemente bajos como para entrar en cetosis, la alimentación debe ser muy limitada en hidratos de carbono. Su consumo ha de reducirse a menos de 50 gramos al día, y por lo general suele ser mucho menor –la mayoría de las personas consume cinco o seis veces más de esta cantidad–. Cuantos menos hidratos de carbono se consumen, más sube el nivel de cetonas en la sangre y, supuestamente, mayor será el efecto terapéutico.

Los niveles de cetona en sangre pueden medirse con tiras reactivas para pruebas de cetonas o con algunos medidores de glucosa en sangre. Mucha gente usa estos dispositivos para supervisar su nivel de cetosis y llevar la dieta bajo control. Si se exceden en los hidratos de carbono, aunque solo sea por unos cuantos gramos, pueden comprobarlo fácilmente. Las tiras reactivas, que son el medio más económico y sencillo de utilizar, ofrecen una indicación general del nivel de cetona que consiste en «ninguno», «indicios», «bajo», «medio» y «alto».

Como el consumo de hidratos debe mantenerse muy bajo, se eliminan de la dieta todo el azúcar y los alimentos y bebidas dulces. Cuando se desea algún endulzante se suele recomendar la estevia. El problema es que la estevia es anticetogénica. Puede sacarte de la cetosis en un abrir y cerrar de ojos. De hecho, la estevia es incluso más anticetogénica que el azúcar puro.

Lisa había seguido una dieta cetogénica estricta, limitando su consumo de hidratos de carbono a menos de 25 gramos diarios. Llevaba varias semanas comiendo así, pero su nivel de cetona, tal como aparecía en las cintas reactivas para la cetosis, no salía del ámbito de «indicios» o «bajo». En cambio, su marido, que comía lo mismo que ella, tenía un resultado «alto» de cetona. La única diferencia en su alimentación era que Lisa bebía habitualmente agua endulzada con estevia. Antes de empezar la nueva dieta había sido adicta al azúcar y estaba controlando esa adicción, o al menos eso es lo que ella creía, bebiendo agua endulzada con estevia. Cuando empezó a sospechar que la estevia era el problema, dejó de consumirla y sus niveles de cetona aumentaron de golpe.

He visto esto una y otra vez: gente que sigue una dieta cetogénica tomando lo que se ha dado en llamar «postres cetogénicos» endulzados con estevia y preguntándose por qué no puede entrar en cetosis (o llegar a una cetosis moderada o alta) y por qué no adelgaza.

Tampoco son mejores otros edulcorantes sin calorías. Los alcoholes de azúcar son igual de perjudiciales. El chicle, la pasta de dientes y el enjuague vocal endulzados con xilitol pueden interrumpir la cetosis. La pasta de dientes y el enjuague vocal ni siquiera se tragan; a pesar de ello, su sabor dulce es suficiente para afectar al metabolismo hasta un grado en que cesa la producción de cetona.

He visto un descenso mayor de la cetosis en quienes comían alimentos bajos en hidratos de carbono endulzados con solo unas pocas gotas de estevia que en quienes comían un trozo de pastel rico en hidratos de carbono elaborado con harina blanca y azúcar refinado. Una cantidad minúscula de estevia puede afectar a los procesos metabólicos de una manera tan radical que inmediatamente se interrumpe la producción de cetona. Si estás siguiendo una dieta cetogénica para bajar de peso, controlar la diabetes o tratar trastornos neurológicos como alzhéimer o epilepsia, el efecto terapéutico desaparece, o al menos se reduce significativamente, al consumir estevia. Si puede provocar esto, también puede tener otros efectos perjudiciales.

Siempre tenemos algún nivel de cetona en nuestra corriente sanguínea. Alcanza su nivel más alto cuando no comemos durante un periodo de tiempo (ayuno) o cuando no comemos hidratos de carbono (dieta cetogénica). Las cetonas son fundamentales para la salud cerebral. Cuando los niveles de cetona suben, causan la activación de proteínas especiales llamadas factores neurotróficos derivados del cerebro (FNDC), que regulan la curación y reparación y alivian la inflamación (un problema frecuente en muchos trastornos cerebrales). Los FNDC también estimulan el crecimiento y desarrollo de nuevas células cerebrales, manteniendo al cerebro sano y en buen funcionamiento. Sin cetonas que activen los FNDC de manera habitual, se acelera el envejecimiento y la degeneración del cerebro. La estevia bloquea la producción de cetona, impidiendo la formación de FNDC y su efecto terapéutico. Por tanto, la estevia así como otros edulcorantes artificiales favorecen o incrementan el riesgo de pérdida de memoria, apoplejía, alzheimer y otros trastornos neurológicos.

¿Por qué es anticetogénica la estevia? He investigado las publicaciones médicas buscando una respuesta y en un estudio publicado por la revista *Research Communications in Chemical Pathology and Pharmacology* he encontrado una clave importante. Producimos cetonas a partir de la grasa. Cuando los niveles de azúcar son bajos, el cuerpo segrega ácidos grasos provenientes de las células de grasa. Nuestras células usan ácidos grasos del mismo modo que usan la glucosa, para producir energía. El hígado convierte algunos de estos ácidos grasos en cetonas, el combustible preferido del cerebro y el corazón. Durante un ayuno, las cetonas son una de las fuentes principales de energía del organismo.

El objetivo del estudio era observar la influencia de la estevia en los niveles de glucógeno del hígado en un estado de cetosis. La glucosa se almacena en forma de glucógeno (un tipo de almidón) en el hígado y se libera cuando es necesario para mantener los niveles de azúcar de la sangre en equilibrio durante el día. Los investigadores sometieron a unas ratas a un ayuno de veinticuatro y cuarenta y ocho horas en el que solo podían tomar agua, lo que las puso en un estado de cetosis. A continuación les dieron agua endulzada con extracto de estevia (esteviósido), sin ningún otro tipo de alimento. La ingestión de estevia estimuló la síntesis de glucógeno y su almacenamiento en el hígado de las ratas.[45] Esta es una observación importante, porque cuando el hígado empieza a producir y almacenar glucógeno, deja de elaborar cetonas. De manera que esta es la razón por la que la estevia disminuye los niveles de cetona en sangre.

El hígado convierte los azúcares y los hidratos de carbono en glucosa, o lo que es lo mismo: azúcar en la sangre. También produce cetona, pero no al mismo tiempo. Produce una u otra dependiendo de cuánto azúcar e hidratos de carbono, y hasta cierto punto proteínas, hay en la alimentación. Aproximadamente el 50% de la proteína de nuestra alimentación puede convertirse en glucosa, si es necesario. Normalmente, esto no sucede, porque comemos gran cantidad de alimentos ricos en hidratos de carbono para suplir toda la glucosa que necesitamos a diario. Cuando en la alimentación hay hidratos de carbono o una gran cantidad de proteínas, se interrumpe la producción de cetonas.

La estevia activa la producción del glucógeno debido a su sabor dulce. Cuando los receptores del gusto perciben el dulzor de la estevia, se envía una señal al páncreas para que segregue insulina.

La insulina es una hormona de almacenamiento. Activa la transformación de glucosa en grasa y la almacena en las células de grasa; asimismo, estimula la conversión de glucosa en glucógeno y lo almacena en el hígado. Por consiguiente, la producción de cetona se interrumpe. La cetosis es el proceso opuesto: el hígado extrae la grasa almacenada y la utiliza para producir cetonas.

Parece ser que cuando no se consumen hidratos de carbono, como sucede durante un ayuno o al seguir una dieta cetogénica, tomar estevia activa los procesos metabólicos que pueden descomponer la proteína en glucosa para su almacenamiento en el hígado. Cuando no hay suficientes hidratos de carbono o proteínas en los alimentos que ingerimos, el cuerpo puede recurrir a utilizar los tejidos de sus propios órganos y músculos para suplir la falta de glucosa. En el estudio anterior, como las ratas no estaban comiendo nada, la glucosa debía de proceder de la descomposición del tejido muscular.* Por lo tanto, si estás siguiendo una dieta baja en hidratos de carbono o cetogénica, comer alimentos que contengan estevia hará que tus tejidos musculares se descompongan y sean convertidos en glucógeno.

Los alcoholes de azúcar, como el xilitol, también bloquean la producción de cetona. Probablemente, debido a la misma causa. La estevia y el xilitol son muy distintos en su composición química, pero tienen un efecto parecido, de manera que, aparentemente, lo que origina el almacenamiento de glucógeno es el sabor dulce. Mascar chicle endulzado con xilitol o cepillarse los dientes con pasta dental endulzada con xilitol interrumpe la producción de cetona aunque en realidad no lo estemos consumiendo. Como mencioné antes, el sabor dulce por sí solo basta para desencadenar la reacción, lo que significa que *cualquier* edulcorante bajo en calorías provocará una respuesta parecida. Esto podría explicar por qué

---

* N. del T.: mediante el llamado proceso de rabdomiólisis.

tantas personas han señalado que usar aspartamo y otros edulcorantes artificiales las saca del proceso de cetosis.

Aquí podríamos encontrarnos con un problema muy grave. Cuando alguien sigue una dieta cetogénica por razones terapéuticas, como tratar la obesidad; controlar la diabetes; reducir la resistencia a la insulina; revertir el síndrome metabólico o los trastornos neurológicos (alzheimer, parkinson, epilepsia, autismo, etc.); combatir el cáncer, o disfrutar de cualquiera de los beneficios comprobados que conlleva esta dieta, debe tomar alimentos que sean verdaderamente cetogénicos. Consumir alimentos endulzados con estevia y otros edulcorantes bajos en calorías impedirá la cetosis y, consecuentemente, sus efectos terapéuticos. Una comida que en sí podría ser cetogénica se convierte en anticetogénica si le añadimos estevia y, por consiguiente, sus efectos serán más negativos que positivos.

No he encontrado ningún libro de cocina cetogénica que pueda recomendar porque todos contienen recetas que emplean edulcorantes bajos en calorías, lo que hace que los alimentos se vuelvan anticetogénicos. Por esta razón, escribí un libro de cocina cetogénica cuyas recetas no contienen endulzantes a excepción de una pequeña cantidad de fruta fresca. El libro se titula *Dr. Fife's Keto Cookery: Nutritious and Delicious Ketogenic Recipes for Healthy Living* (La ceto-cocina del Dr. Fife: nutritivas y deliciosas recetas cetogénicas para una vida saludable).

Capítulo 3

LAS ALEGACIONES SOBRE SUS PROPIEDADES MEDICINALES

La hierba maravillosa

Internet está inundado de propaganda sobre las fabulosas propiedades médicas de la estevia. Hay páginas web que la describen como un producto maravilloso que trata eficazmente la obesidad, la diabetes, la hipertensión, las infecciones, la caries, las enfermedades del hígado, los problemas digestivos, las enfermedades cardiacas, los antojos de azúcar y mucho más.

Algunos de los supuestos beneficios de la estevia son los siguientes:

- Tiene un efecto hipoglucémico (baja el nivel de azúcar en sangre) y parece estimular la segregación de insulina, y algunos aseguran que también mejora la sensibilidad a la insulina y su secreción, todo lo cual sugiere que podría ser útil para tratar la diabetes; de ahí su recomendación general para este propósito.
- Se ha afirmado que reduce la presión arterial elevada, uno de los factores principales de riesgo para las

enfermedades cardiacas; de ahí la alegación de que protege el corazón.
- Algunos investigadores han sugerido que puede poseer propiedades antiinflamatorias y antioxidantes; estos informes se basan en estudios realizados con animales y tejido en el laboratorio.
- Determinadas bacterias orales se alimentan de azúcar y favorecen la formación de la caries. Como las bacterias que habitan en la boca no pueden descomponer la estevia, en teoría emplearla en la alimentación en lugar del azúcar debería reducir el riesgo de caries. Además, se ha demostrado que el extracto de estevia tiene efectos antimicrobianos contra ciertas bacterias, virus y hongos, entre ellos la bacteria *Streptococcus mutans,* que es la causa principal de la caries. Estos son los elementos que fundamentan la declaración de que la estevia puede prevenir la caries.
- En animales de laboratorio se ha demostrado que alivia los efectos perjudiciales de ciertas toxinas que dañan al hígado y los riñones, lo que sugiere un posible beneficio para la salud de ambos órganos.

Algunas de estas declaraciones se basan en la cultura popular, los rumores y las ilusiones; otras están basadas en extrapolaciones hipotéticas de estudios preliminares, pero lo que todas tienen en común es que carecen de evidencias científicas sólidas. Solo unos pocos de los supuestos beneficios para la salud están respaldados por una razonable cantidad de pruebas documentadas. El efecto más reconocible de la estevia es, con mucho, su intenso sabor dulce sin aporte de calorías, que ha llevado a suponer que debe de ser útil como ayuda para bajar de peso cuando se usa en lugar del azúcar, una presunción que, como hemos visto, ha resultado falsa.

¿La estevia es una hierba maravillosa con propiedades curativas milagrosas? ¿O el producto de una ferviente campaña de *marketing*? Examinémosla más a fondo.

Los efectos de los componentes no dulces de la estevia

Hay mucha confusión y malentendidos acerca de los beneficios médicos atribuidos a la estevia, porque los estudios suelen usar el término *extracto de estevia* para describir diversos productos a base de estevia, cada uno de los cuales contiene diferentes compuestos. Los comerciantes, los publicistas y las marcas de productos también emplean este término, dando a entender que el producto que compras en la tienda es el mismo que se utiliza en los estudios, lo que puede no ser cierto.

Muchos de estos estudios usan productos que se han extraído al hervir la hoja cruda y el tallo de la estevia —no el rebaudiósido A purificado que encontramos en los comercios—, por lo que contienen una gran cantidad de sustancias químicas que están presentes en la planta; una de estas sustancias, o varias de ellas, podrían brindar los mencionados efectos. La mayoría de los estudios que muestran las propiedades antiinflamatorias, antioxidantes, antimicrobianas y protectoras del hígado y los riñones se realizaron empleando extractos de la hoja y el tallo de la planta, no esteviósido o rebaudiósido A purificados. Estos efectos beneficiosos se atribuyeron a otros compuestos de la planta, como los carotenoides, los flavonoides, los polifenoles y los polisacáridos aniónicos, que no aparecen en los edulcorantes de estevia.[1-4]

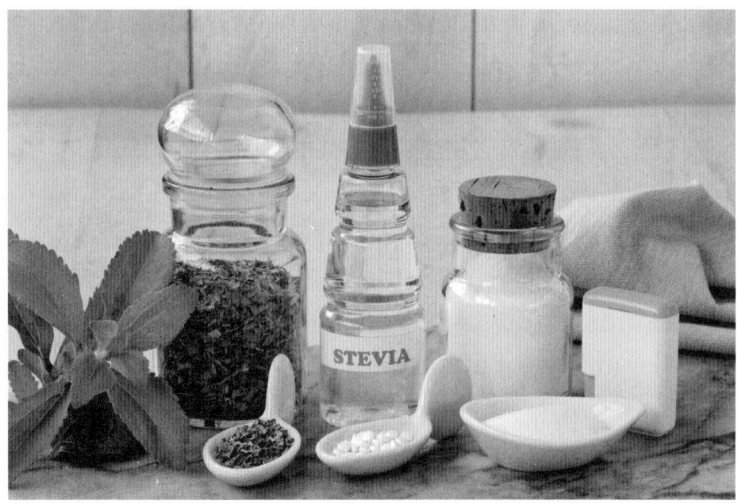

Productos de la estevia: hoja fresca y seca, extracto líquido, tabletas y polvo.

Por ejemplo, la toxina estreptozotocina es un potente agente oxidante que puede causar daños a múltiples órganos, especialmente al páncreas, los riñones y el hígado. Los investigadores la usan para dañar a propósito las células productoras de insulina de los animales de laboratorio e inducir la diabetes. En un estudio, dar un suplemento de extracto de estevia cruda a ratas de laboratorio redujo los daños causados por la estreptozotocina. Los autores atribuyeron esta mejora a los efectos de los polifenoles antioxidantes del extracto. Su conclusión fue que era posible que el extracto de hoja de estevia protegiera a las ratas contra la diabetes provocada por medio de la estreptozotocina, redujera los riesgos de estrés oxidativo y mejorara las lesiones renales.[5] Los edulcorantes de estevia no contienen polifenoles, de manera que este estudio no tiene relevancia para los edulcorantes a base de estevia vendidos en las tiendas. Pero a pesar de eso, los promotores de la estevia siguen señalando este estudio como prueba de que es beneficiosa para los diabéticos y puede ayudar a proteger el hígado y los riñones. La mayoría de los estudios que muestran los beneficios de la estevia para la salud se refieren a otros componentes de la hoja entera y no tienen relación con los glucósidos de esteviol usados en los edulcorantes. Siendo realistas, comer alimentos endulzados con estevia no revertirá la diabetes, impedirá la caries, combatirá infecciones ni protegerá el páncreas, el hígado o los riñones de las toxinas perjudiciales.

Disminución de la presión arterial

Varios estudios han demostrado que el extracto purificado de estevia puede bajar la presión arterial. Parece una noticia estupenda porque la hipertensión supone una carga tremenda para el corazón y es uno de los factores principales de riesgo para la enfermedad cardiaca. Sin embargo, los efectos de la estevia son tan insignificantes que se requerirían dosis enormes para proporcionar incluso un mínimo beneficio a la presión arterial.

Investigadores de la Universidad de Medicina de Taipei, en Taiwán, analizaron la eficacia a largo plazo (dos años) del extracto de glucósido de esteviol en pacientes con hipertensión leve.[6] Los sujetos del estudio tomaron cápsulas que contenían 500 miligramos de glucósidos de esteviol tres veces al día. Tras dos años mostraron una reducción media en la presión arterial de un mero 5%. Estos sujetos estaban tomando un total de 1.500 miligramos de extracto concentrado de estevia al día, que sería el equivalente a tomar ocho latas (de 33 cl) de una bebida endulzada con estevia diariamente, mucho más de lo que la mayoría de la gente consumiría.

Por consiguiente, tomar de una a tres latas diarias, que sería más realista, tendría un efecto beneficioso mínimo sobre la presión arterial, un resultado verificado por investigaciones posteriores.[7]

Además, debe tenerse en cuenta que la estevia no baja la presión arterial porque haya corregido el problema subyacente. Es decir, no afecta al motivo que provoca la presión arterial. Todo lo que hace es camuflar el problema. Los glucósidos de esteviol tienen un efecto diurético que incrementa la cantidad de orina eliminada, lo que a su vez hace descender la presión arterial. El mismo efecto puede obtenerse con otros muchos diuréticos naturales o químicos.

Disminución del nivel de azúcar en la sangre

Lo más llamativo de la estevia, aparte de su dulzor peculiar, es su efecto sobre la liberación de insulina y los niveles de azúcar en sangre. Lo curioso es que el dulzor es el causante de esos efectos. Se ha demostrado que el extracto de hoja cruda de estevia y los glucósidos de esteviol purificado tomados oralmente reducen los niveles de glucosa en sangre tanto de los diabéticos como de las personas sin diabetes.[8-9] La bajada de glucosa en la sangre es la respuesta del cuerpo a la liberación de insulina, activada por el sabor dulce de la estevia.

Normalmente, cuando ingieres una comida, los azúcares e hidratos de carbono de los alimentos se convierten en glucosa que se envía a la corriente sanguínea. Por lo tanto, inmediatamente después de comer, en especial cuando se trata de una comida rica en hidratos de carbono, se elevan los niveles de glucosa en la sangre. El cuerpo se esfuerza en mantener esos niveles dentro de unos límites estrechos. Si los niveles de glucosa suben o bajan demasiado, esto puede tener consecuencias graves para la salud, entre ellas el coma y la muerte.

Cuando ingerimos una comida que contiene azúcar, el páncreas empieza instantáneamente a liberar insulina anticipándose al elevado flujo de glucosa del azúcar que va a recibir por la corriente sanguínea. Esta subida de insulina comienza inmediatamente a retirar la glucosa de la corriente sanguínea, y de esta manera los niveles de glucosa comienzan a bajar. Cuando la glucosa de la comida entra en la corriente sanguínea, se restaura enseguida el nivel de la glucosa en la sangre. De esta manera, el azúcar puede mantenerse dentro de unos límites seguros y se impiden subidas peligrosamente altas de glucosa justo después de las comidas.

Esta reacción se observó tanto en animales como en humanos. Nuestras papilas gustativas detectan cinco sensaciones diferentes de gusto: dulce, agrio, salado, amargo y *umami*,* pero solo el sabor dulce provoca la liberación de insulina.[10]

Es el sabor dulce en sí, y no el tipo de alimento, lo que provoca la liberación de insulina; y cuanto más dulce es el sabor, más insulina se libera y más baja el nivel de glucosa en sangre. Cuando se consume un edulcorante no calórico, el cerebro reacciona como si se tratara de azúcar y se libera insulina. El flujo de insulina en la sangre retira la glucosa, bajando el nivel de azúcar. Como la comida baja en azúcar que contiene estevia no repone la glucosa eliminada previamente, los

---

* El término *unami* significa en japonés «delicioso, sabroso, profundo» y hace referencia a un sabor de esas características, asociado normalmente al consumo de proteínas. En 1908, Kikunae Ikeda, profesor de Química de Tokio, lo describió por primera vez y en el año 2001 –cuando los investigadores de la Universidad de California descubrieron en la lengua humana receptores específicos para identificarlo– fue confirmado oficialmente como el quinto sabor.

niveles de azúcar en sangre permanecen bajos durante unas cuantas horas, lo que estimula el apetito y favorece los antojos y la glotonería.

La ingestión de edulcorantes sin calorías, por tanto, tiene efectos secundarios como la liberación inicial de insulina, los niveles bajos de glucosa en la sangre y el hambre, que nos incita a comer en exceso. El sabor dulce es lo que provoca estas reacciones, independientemente del edulcorante específico. Todos estos efectos han sido claramente demostrados en estudios sobre alimentación realizados con seres humanos y con animales en los que se utilizaron varios edulcorantes no calóricos, entre ellos la estevia. Se ha probado que la administración oral de extractos de estevia reduce los niveles de glucosa en función de la dosis y que asimismo estimula la secreción de insulina, tal y como sucede con otros edulcorantes sin calorías.[11]

Aun así, algunos investigadores aseguran que es el esteviósido en sí lo que puede mejorar la secreción de insulina y la sensibilidad a esta hormona, y que, por lo tanto, podría ser útil para los diabéticos.[12] No obstante, otros estudios han demostrado que cuando el esteviósido o el rebaudiósido A se consume en forma de cápsula, que no pasa por los receptores de sabor dulce, no tiene efecto estimulador de la insulina ni reductor de la glucosa.[13]

Por ejemplo, varios investigadores llevaron a cabo un estudio doble ciego aleatorio controlado por placebo del efecto del consumo diario de 1.000 miligramos de rebaudiósido A en la glucosa en sangre de individuos con diabetes tipo 2. Mientras mantenían una alimentación estable, los sujetos recibieron cuatro cápsulas de 250 miligramos (dos con el desayuno y dos con la cena) al día de rebaudiósido A o de un placebo durante dieciséis semanas. No hubo diferencia significativa en los niveles de glucosa en la sangre entre los grupos de tratamiento y los de placebo.[14]

Otro grupo de investigadores realizó un estudio parecido examinando el efecto del esteviósido tomado en forma de cápsula en la glucosa en sangre. Este estudio de larga duración doble ciego aleatorio controlado por placebo examinó a tres grupos de sujetos: diabéticos tipo 1, diabéticos tipo 2 y no diabéticos.[15] Los resultados fueron idénticos: ningún efecto.

En conclusión, estos estudios demostraron que los efectos fisiológicos atribuidos a los glucósidos de esteviol no eran causados por las sustancias químicas en sí sino por el sabor dulce.

Capítulo 4

LOS PROBLEMAS DE SEGURIDAD

La prohibición de la FDA

El tema de la seguridad de la estevia tiene un historial controvertido. La hoja entera de esta planta se ha usado en Brasil y Paraguay durante siglos aparentemente sin problemas. Los japoneses llevan décadas utilizándola sin que se haya observado ningún perjuicio significativo. Con el creciente interés en los edulcorantes alternativos, se ha visto en la estevia una alternativa inocua e incluso saludable al azúcar.

Resulta sorprendente que en 1991 la Administración de Alimentos y Medicamentos estadounidense etiquetara a la estevia como «aditivo alimentario perjudicial», restringiera su importación y prohibiera su uso alimentario. Para muchos era una hierba inofensiva y no podían entender la razón de semejante prohibición. La postura de la FDA con respecto a la estevia se basaba en un número creciente de informes en la bibliografía médica que planteaban dudas en cuanto a su seguridad. Estudios con animales la asociaban con efectos perjudiciales sobre la presión arterial, el azúcar en sangre, el funcionamiento de los riñones y el corazón y la fertilidad y el desarrollo reproductivo; también se plantearon dudas sobre posibles mutaciones genéticas. Estas dudas se basaban en estudios que llevaban realizándose desde la pasada década de los sesenta y se extendían a lo largo del nuevo milenio, y son una de las razones por las que este organismo estadounidense sigue manteniendo la prohibición a la hoja de estevia como ingrediente alimentario.

La FDA no es el único organismo que ha prohibido la estevia. En 1999, las dudas planteadas por la bibliografía médica propiciaron que la Comisión Europea prohibiera su uso en alimentos y bebidas a la espera de una investigación más completa. Canadá, Australia, Nueva Zelanda y otros países siguieron su ejemplo y prohibieron el uso de la estevia y sus extractos como aditivo alimentario.

La salud reproductiva

Estas prohibiciones no fueron decisiones caprichosas sino que estaban basadas en los estudios médicos publicados en ese momento. La preocupación por la salud reproductiva se debió a los usos tradicionales de la estevia en las tribus de los indios paraguayos, que la empleaban como anticonceptivo oral.[1] Por esta razón, algunas de las primeras investigaciones sobre la estevia estudiaron sus posibles efectos sobre la reproducción y la fertilidad.[2] Estos estudios dieron la voz de alarma. Por ejemplo, los investigadores observaron una disminución de la fertilidad de las ratas hembra expuestas diariamente a unos 0,5 gramos de planta seca de estevia disuelta en agua que se les ofrecía en los momentos previos al apareamiento y durante este. En las ratas macho la exposición a 1,33 gramos de hojas secas dos veces al día durante sesenta días se asoció a una bajada de los niveles de testosterona y a una reducción en el peso de los testículos, el epidídimo y la vesícula seminal, así como a una cantidad menor de espermatozoides.[3-4]

Estos estudios no son concluyentes. Otras investigaciones no han demostrado que se produzcan efectos nocivos en la reproducción. Sin embargo, si alguien está intentando lograr un embarazo, o tiene dificultades para concebir, quizá lo más prudente sería apostar por la seguridad y evitar la estevia.

Es posible que la estevia no sea el único endulzante no calórico que podría afectar negativamente al crecimiento y desarrollo del feto.

En un estudio se demostró que la ingestión diaria de refrescos endulzados artificialmente incrementaba el riesgo de parto prematuro. Esto es importante, porque un niño prematuro tiene muchos más riesgos de sufrir problemas de salud durante la infancia y a lo largo de su vida. El riesgo se incrementa a medida que aumenta el consumo de bebidas endulzadas artificialmente.[5]

Parece razonable no consumir ningún edulcorante sin calorías durante el embarazo.

El azúcar en la sangre

Es bien sabido que la estevia tiene el efecto de disminuir los niveles de azúcar en sangre, y esto se suele considerar beneficioso para la salud, especialmente en el caso de los enfermos de diabetes tipo 2. Sin embargo, en realidad, este efecto podría ser perjudicial para ellos.

Una característica de la diabetes son los niveles de glucosa en la sangre elevados crónicamente y cualquier forma sencilla de disminuirlos, aunque sea de un modo temporal, se suele considerar algo positivo. Como hemos visto, la manera en que la estevia baja los niveles de azúcar en la sangre consiste en provocar una liberación rápida de insulina en la corriente sanguínea. Para alguien con diabetes tipo 2 esto no es forzosamente algo beneficioso porque de por sí ya produce cantidades excesivas de insulina. En la diabetes tipo 2 las células del organismo se han vuelto resistentes a la insulina, lo que significa que no responden tan bien como deberían a la acción de esta hormona, y por lo tanto para controlar los niveles de glucosa en sangre el páncreas debe producir una cantidad mucho mayor de insulina. Esto supone una pesada carga para este órgano. Tras años de esfuerzo excesivo para producirla en grandes cantidades, las células pancreáticas productoras de la insulina empiezan a agotarse y a morir. Por eso, muchos diabéticos tipo 2 se vuelven dependientes de la insulina y deben inyectársela habitualmente para compensar la cantidad decreciente que segrega su páncreas debilitado. Consumir alimentos endulzados con estevia obliga al páncreas a esforzarse más, incrementando el riesgo de que se agote más rápidamente.

Como mínimo el 90% de los diabéticos son del tipo 2 mientras que la mayor parte del 10% restante pertenecen al tipo 1. En estos últimos los efectos de la estevia son diferentes. Como su páncreas no produce nada de insulina, requieren inyecciones diarias para mantener bajos los niveles de azúcar en sangre. A los diabéticos tipo 1 la estevia no les disminuye el azúcar porque no pueden producir insulina en respuesta a su sabor dulce.

La función hepática

Algunos estudios sugieren que la estevia puede causar daños al hígado. Por ejemplo, los participantes en un estudio recibieron 1.000 miligramos al día de rebaudiósido A (el equivalente a beber ocho raciones de 225 gramos de una bebida endulzada con estevia) durante dieciséis semanas.[6] Los investigadores no observaron efectos perjudiciales sobre el azúcar en la sangre o la presión arterial comparados con el placebo, lo que sugiere que el rebaudiósido es seguro para los diabéticos. Sin embargo, hubo un pequeño pero *significativo* aumento de los niveles de alanina transaminasa (ALT) en el grupo de rebaudiósido A comparado con el grupo de placebo. La ALT es una enzima que se encuentra principalmente en el hígado, pero también, en cantidades más pequeñas, en los riñones, el corazón y el páncreas. Los médicos miden los niveles de ALT de la sangre para comprobar si hay daños en el hígado. Normalmente, la sangre contiene muy poca ALT, pero el hígado la segrega en la corriente sanguínea cuando está dañado o enfermo, lo que incrementa los niveles. Normalmente se realizan pruebas de ALT para identificar enfermedades hepáticas, especialmente cirrosis y hepatitis causadas por alcohol, drogas o virus y para detectar los efectos de los fármacos que pueden dañar el hígado.

Aunque la elevación de los niveles de ALT es una señal importante de que algo le está sucediendo al hígado, y posiblemente a otros órganos, los investigadores de este estudio dejaron a un lado este resultado, sugiriendo (sin ninguna razón válida) que se debía a una variación aleatoria y afirmando que no era significativo desde el punto de vista clínico ya que los niveles medios de ALT de los sujetos permanecieron dentro de los límites normales. No ofrecieron ninguna explicación de lo que consideraban «significativo desde el punto de vista clínico» o «límites normales». Este estudio duró solo dieciséis semanas, de manera que no se conocen los efectos a largo plazo. El hecho de que aparezca un marcador habitual de las lesiones hepáticas suscita preocupación e indica que es preciso investigar más a fondo.

Otros estudios han mostrado reducciones elevadas, aunque inconsistentes, de ácidos biliares.[7-8] El hígado produce la bilis, que es necesaria para la emulsificación y digestión de las grasas alimentarias. El rebaudiósido A, el esteviósido y otros glucósidos de esteviol atraviesan el intestino delgado intactos. En el colon las bacterias intestinales los reducen a esteviol, que es absorbido por la corriente sanguínea. El esteviol no cumple ninguna función útil dentro del organismo y debe ser expulsado como cualquier otro cuerpo extraño. Pues bien, se cree que la eliminación y la excreción del esteviol por parte del hígado es lo que causa los cambios en el metabolismo de la bilis a los que aluden estos estudios. Obviamente la estevia produce cierta tensión en el hígado que hace que se incrementen los niveles de ALT y se altere la producción de la bilis.

La mutagenicidad

Otro asunto que podría tener graves consecuencias es la posible toxicidad genética, es decir, la capacidad de una sustancia de dañar la información genética de una célula causando mutaciones, que podrían provocar deformaciones o cáncer. Algunos estudios sugieren que la estevia puede inducir mutaciones genéticas, alteraciones de los cromosomas y lesiones al ADN.[1-13]

El esteviósido (con una pureza del 88,62%) dio positivo en una prueba *in vivo* de ruptura de doble cadena de ADN en las células de la sangre periférica, el bazo, el hígado y el cerebro de ratas que habían recibido 4 miligramos/mililitros de esta sustancia disuelta en agua durante cuarenta y cinco días; los daños en el ADN aparecieron tras solo cinco semanas de exposición.[15] Investigadores japoneses observaron que el esteviósido forma un metabolito epóxido (esteviol-16alfa,17) después de incubarlo en la microflora intestinal durante cuarenta y ocho horas. Los epóxidos son preocupantes porque son altamente reactivos con el ADN.[15] Puede que esto no tenga importancia para alguien con un sistema digestivo que funciona adecuadamente y que hace pasar la comida por el cuerpo en treinta y seis horas o menos. Pero en el caso de aquellas personas cuyo sistema digestivo funciona con mayor lentitud o que suelen padecer de estreñimiento, los epóxidos de estevia tienen más tiempo para formarse.

En 2008, en una revisión de los estudios publicados acerca de la estevia, investigadores del Departamento de Ciencias de Salud Ambiental y Toxicología Molecular de la Universidad de Los Ángeles descubrieron ocho estudios que demostraban la actividad genotóxica del rebaudiósido A y el esteviósido.[16] Sin embargo, otros veintitrés estudios fracasaron en su intento por encontrar un efecto genotóxico significativo. Los estudios de los resultados pueden variar dependiendo de numerosos factores como la formulación del producto, el diseño de los experimentos, los sujetos de estudio y el tamaño del estudio de cohortes, así como la duración del tratamiento, y todos los resultados podrían ser válidos bajo las condiciones en las que se han llevado a cabo. Aunque la mayoría de los estudios no consiguió hallar un efecto genotóxico, lo cierto es que ocho equipos independientes de investigación sí encontraron una conexión, lo que significa que este asunto está aún por dilucidar. Los autores de la revisión afirmaron que seguía habiendo muchas preguntas sin respuesta y muchas dudas sobre la estevia y sus glucósidos, y que no debería otorgársele el estatus de «generalmente reconocido como seguro» (GRAS, por sus siglas en inglés) que en aquel momento la FDA pensaba concederle.

Ha habido cierta preocupación por el hecho de que si la estevia es mutagénica, también podría ser carcinógena. Sin embargo, no se han observado indicios de que el rebaudiósido A o el esteviósido sean carcinógenos.[17-18]

Algunos estudios llegan a sugerir que los glucósidos de esteviol son anticarcinógenos y que, de hecho, pueden proteger contra el cáncer.[19-20] Se necesita investigar más para verificar esta posibilidad.

Aunque, al parecer, el rebaudiósido A y el esteviósido no son carcinógenos ni tienen ningún efecto mutagénico, es posible que esto mismo no pueda decirse del esteviol, el producto metabólico final de estos glucósidos. Algunos estudios sugieren que el esteviol es mutagénico.[21]

En algunos estudios el rebaudiósido A y el esteviósido parecen demostrar cierta actividad antimicrobiana. Sin embargo, se ha sugerido que esto se debe al efecto mutagénico del esteviol. Los estudios han demostrado que el esteviol causa mutaciones genéticas en algunos microorganismos, lo que podría perjudicar a la capacidad de estos para reproducirse y crecer.[22] El problema aquí es que puede que el esteviol sea mutagénico no solo con los microorganismos, sino también con nuestras propias células. Además, si es mutagénico para las bacterias, ¿qué efecto tiene en los organismos que viven en nuestro aparato digestivo? Podría alterar gravemente la microbiota intestinal.

La función renal

La función renal también podría ser un serio motivo de preocupación. El esteviol, el metabolito de los glucósidos de esteviol, es una toxina que se absorbe en la corriente sanguínea y se elimina principalmente a través de la orina. Para facilitar su eliminación rápida, el cuerpo incrementa la excreción de orina. El resultado es que el consumo crónico de estevia puede ocasionar diuresis (pérdida de líquido/deshidratación) y natriuresis (excreción excesiva de sodio).[24-25]

Estudios de seguridad clínica publicados en 2008 por investigadores de Cargill* observaron que los niveles elevados de rebaudiósido A, de 12 a 14 gramos por kilo de peso corporal al día administrados a ratas durante cuatro semanas, no solo afectaron a los niveles de bilis, sino que mostraron una creatinina y una urea más elevadas.[7] Asimismo, había algunas diferencias entre los animales tratados y los de control, respectivamente, en un peso algo inferior del epidídimo –la parte del sistema reproductivo masculino que está adherida a los testículos y que funciona como depósito de almacenamiento de esperma– y menor peso relativo del corazón, los riñones y las glándulas suprarrenales. En los machos, el peso testicular era ligeramente inferior en los animales tratados

---

* Cargill es una corporación multinacional privada, con base en Minnesota, en los Estados Unidos. Es considerada por muchos «El gigante silencioso que domina la industria alimentaria mundial».

que en los de control. Un peso inferior del epidídimo y los testículos sugiere algún efecto adverso en el sistema reproductivo, como se observó en otros estudios.

El incremento de los niveles de creatinina reviste un interés significativo.

La creatinina elevada indica que se han producido daños en los riñones o la existencia de una enfermedad renal. Esta sustancia es un producto de desecho generado por los músculos al producir energía. La corriente sanguínea transporta la creatinina hasta los riñones, que la filtran y la eliminan con la orina. Como la masa muscular del cuerpo es relativamente constante de un día para otro, la producción y eliminación de la creatinina permanece relativamente inalterada día tras día. La medición de sus niveles en la sangre se ha convertido en un indicador fiable de la función renal. Cuando, por alguna razón, los riñones se deterioran, se produce una elevación de los niveles de creatinina como consecuencia de la deficiente depuración. Un nivel anormalmente elevado de creatinina es una señal de advertencia de un posible daño renal. Cualquier aumento de creatinina, por pequeño que sea, es una indicación de la tensión a la que se ven sometidos los riñones y de su menor rendimiento.

Los investigadores de Cargill observaron que estos cambios no eran preocupantes porque se encontraban dentro de los límites normales, y que el examen de los tejidos no revelaba ningún daño obvio. Como la cantidad de rebaudiósido A administrada a los animales de laboratorio era proporcionalmente mayor de la que una persona suele ingerir a diario, la conclusión fue que el rebaudiósido A implica muy poco peligro. El problema con el que nos encontramos aquí es que de hecho tenía un efecto nocivo para la salud renal y reproductiva, que debería haber servido como señal de alarma para advertir de posibles problemas. Este estudio duró únicamente cuatro semanas; se desconocen los efectos a largo plazo. Aunque las dosis diarias más pequeñas no muestran cambios importantes, el consumo diario durante muchos meses o años podría tener consecuencias significativas.

Unos cuantos años antes, un estudio publicado por investigadores japoneses también llamó la atención sobre el posible efecto de la estevia en la salud renal. Los investigadores dieron una sola dosis oral de estevia a los animales examinados y los observaron durante catorce días. La estevia causó la muerte de algunas de las ratas y ratones, pero el efecto fue especialmente pronunciado en los hámsteres. En ellos, la mayoría de las muertes se produjo dentro de las cuarenta y ocho horas posteriores a la administración de la dosis. Algunas de las señales de toxicidad fueron mareos, debilidad, aumento de las heces, disminución de la actividad y letargo; todos estos síntomas aparecieron antes de la muerte. El examen de los órganos reveló congestión y deterioro grave del hígado y los riñones. Para los autores la posible causa de la muerte podría haber sido una insuficiencia renal aguda.[26]

La dosis administrada a los animales fue de 15 gramos por kilo de peso corporal, que excede ampliamente la dosis que suele considerarse el límite superior práctico para roedores. Este estudio no hizo una evaluación justa de la toxicidad de una dosis razonable, pero sí demostró que ingerir demasiada estevia puede ser tóxico hasta el extremo de causar la muerte.

La descomposición de la proteína

La reacción del cuerpo al dulzor de la estevia hace que la glucosa sea retirada de la sangre, convertida en glicógeno, y se almacene en el hígado. Esto provoca una bajada del nivel de glucosa sanguíneo. Un nivel bajo de azúcar en sangre es un asunto grave.

Cuando las calorías del azúcar que el cuerpo espera no vienen para normalizar el nivel de azúcar en la sangre, se produce una gran agitación en el cuerpo y se libera una gran cantidad de epinefrina y cortisol para movilizar glucosa de otras fuentes.

Si la alimentación no aporta suficientes hidratos de carbono para reponer el azúcar que en esos momentos falta en la sangre, el organismo debe fabricar su propia glucosa a partir de las proteínas. Consigue estas proteínas canibalizando su tejido magro, por ejemplo los músculos. Muchos de los aminoácidos que forman la proteína pueden descomponerse para ser convertidos en glucosa. Sin embargo, la proteína no es una buena fuente de glucosa, por eso hay que descomponer mucha para conseguir la que se necesita.

La estevia no va a afectar al azúcar en la sangre de todas las personas por igual o en la misma medida. Mucho depende del tipo de alimento que consumes mientras la usas. La alimentación rica en estevia y baja en hidratos de carbono se presta especialmente a una pérdida de la masa magra muscular. Sin embargo, si aumentas la cantidad de hidratos de carbono o el consumo de azúcar para impedir esta pérdida, estarás añadiendo más calorías y más hidratos de carbono a tu alimentación, lo que puede hacer fracasar tus esfuerzos por bajar de peso.

La función tiroidea

Los estudios han demostrado que cuando se añaden hojas enteras de estevia o el extracto de esta planta (esteviósido) a la alimentación del ganado, los animales comen más y ganan más peso, además de reducir los niveles de azúcar en la sangre y los de la hormona tiroidea T3. Por ejemplo, en uno de esos estudios, se comparó a unos pollos que recibieron el pienso habitual con un suplemento de un 2% de hojas molidas o extracto de estevia con otros pollos alimentados sin suplemento. Tanto la hoja como el extracto de estevia hicieron que los animales comieran y engordaran más; además aumentó su grasa abdominal y se redujeron sus niveles de azúcar en la sangre (un efecto de la insulina elevada) y sus niveles de hormona tiroidea (T3).[27]

Este estudio, publicado en 2008, es el primero que he visto que menciona el efecto de la estevia en la función tiroidea. Como unos niveles más bajos de hormona tiroidea ralentizan el metabolismo, este podría ser otro de los factores que contribuyen al mencionado incremento de peso y de grasa corporal, algo preocupante para quienes usan la estevia como ayuda para adelgazar. Hasta la fecha, no he visto ningún otro informe que muestre una relación entre el consumo de estevia y los niveles de la hormona tiroidea. Obviamente, se requiere más investigación para aclarar este asunto.

Una larga tradición de consumo

Con frecuencia se recurre al argumento de que «la estevia lleva siglos utilizándose», como prueba de que es segura. Sin embargo, el mero hecho de que lleve tanto tiempo usándose no garantiza en absoluto su seguridad. Aunque el largo historial de uso podría considerarse como algún tipo de prueba, lo cierto es que hay ejemplos de sustancias que se consumieron ampliamente durante cientos e incluso miles de años (como el tabaco, la cocaína e incluso el azúcar) antes de que resultara evidente que eran extremadamente tóxicas.

Los seres humanos llevan siglos consumiendo tabaco y algunos incluso han afirmado públicamente que era bueno para la salud. Sus efectos nocivos fueron objeto de acaloradas discusiones a mediados del siglo xx hasta que se probó de manera concluyente que causaba cáncer y enfermedades cardiacas. El sector del tabaco luchó denodadamente para ocultar sus efectos perjudiciales. Las empresas tabaqueras patrocinaron la publicación de estudios favorables, escondieron pruebas y pagaron a los médicos para que hicieran propaganda de sus productos. Fue necesario acumular una ingente cantidad de evidencias para probar sus efectos nocivos sin dejar lugar a dudas. Mientras tanto la salud de muchas personas se deterioró porque siguieron fumando o estando expuestos al tabaquismo pasivo.

Las hojas de la planta de la coca, otra hierba sudamericana como la estevia, vienen utilizándose desde hace miles de años. Los antiguos incas solían mascarla para obtener energía y resistencia, los beneficios para la salud que se le suponen a esta planta. En 1859 los químicos aprendieron a extraer la cocaína de las hojas y a purificarla en la forma de un polvo cristalino de color blanco. Desde la década de los años sesenta del siglo xix hasta principios del siglo xx la cocaína se usó en elixires, tónicos y vinos. La tomaban personas de todas las clases sociales, entre ellas figuras tan notables como Sigmund Freud y Thomas Edison. Se consideraba tan inofensiva que se añadió a la gaseosa y pasó a ser uno de los ingredientes originales de la Coca-Cola. Al parecer, en 1912 se produjeron en Estados Unidos unas cinco mil muertes relacionadas con la cocaína. Sin embargo, esta droga no se prohibió oficialmente hasta 1922.

El azúcar refinado lleva alrededor de mil años usándose. Durante todo ese tiempo nadie lo consideraba perjudicial para la salud. Hoy día hay una preocupación general sobre los posibles peligros del consumo excesivo de azúcar, precisamente la razón principal por la que la estevia y otros sustitutos del azúcar se han vuelto tan populares.

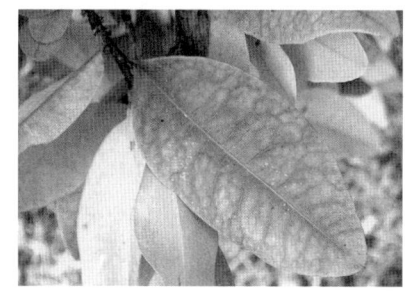

La cocaína es un extracto de la hoja de la coca, una hierba que ha sido usada durante miles de años.

¿Existe una conspiración contra la estevia?

Quienes consumen estevia dan por hecho que es completamente seguro hacerlo, ya que se trata de un extracto inocuo de una hierba. ¡Esto puede hacer muchísimo daño! Han creído erróneamente que no hay estudios fidedignos que demuestren ningún efecto perjudicial. Por eso se preguntan: «¿Por qué la FDA y la Comisión Europea, entre otros organismos, han prohibido un producto aparentemente inofensivo?». Algunos creen en la leyenda urbana que recorre Internet de que la FDA y los demás organismos, pusieron ese veto a la estevia bajo la presión de los fabricantes de alimentos (presumiblemente la compañía NutraSweet), para proteger los beneficios de las empresas que venden edulcorantes artificiales. ¡En realidad, no es más que una gran conspiración para mantener un edulcorante natural saludable fuera del alcance del público! Esta historia podría ser un muy buen argumento para una gran novela de misterio, pero es algo que no se sostiene en la vida real.

El relato conspiratorio surgió al poco tiempo de que se produjeran una serie de incidentes que implicaban a la FDA y a la empresa Stevita de Arlington, en Texas. En ese momento, la estevia seguía estando prohibida como edulcorante y aditivo alimentario, pero se permitía su comercialización como suplemento dietético. En 1996 Stevita recibió el primer envío de su nuevo edulcorante de estevia, Stevia Spoonful, empaquetado bajo la marca comercial Steviasweet. Era obvio que el producto había sido diseñado con la intención de venderlo como edulcorante en lugar de como suplemento, de manera que la FDA detuvo el envío alegando que el nombre comercial Steviasweet[*] implicaba que el propósito era venderlo como edulcorante. Los empleados de la empresa entraron en el barco y cambiaron las etiquetas de Steviasweet por otras en las que se leía Stevita y de esta manera la FDA permitió su distribución. El incidente puso a la empresa en el punto de mira de este organismo.

Al año siguiente, 1997, la empresa comenzó a importar saborizante para el café Stevita, y de nuevo tuvo problemas con la FDA y una vez más tuvo que cambiar el nombre de la etiqueta. Más tarde, ese mismo año, empezó a vender libros de cocina con estevia en la que se explicaba cómo usar la estevia como sustituto del azúcar. Los libros hacían alegaciones no

---

[*] N. del T.: «Dulzor de estevia».

autorizadas sobre las propiedades medicinales de la estevia, y aunque esto en sí no infringía ninguna ley, utilizar una publicación para hacer alegaciones no autorizadas sobre propiedades medicinales de un determinado producto con el fin de venderlo constituye una conducta ilícita. La FDA ordenó a la empresa que dejara de vender los libros y que los destruyera. De ahí surgió el rumor de que la FDA estaba «quemando» libros de cocina sobre la estevia, aunque en realidad no se quemó ninguno; al poco tiempo de esto nació la teoría de la conspiración. Según la teoría, la FDA estaba confabulada con las empresas de edulcorantes artificiales para impedir la competencia de la estevia. Lo más probable es que detrás de todo esto estuviera la empresa NutraSweet, que supuestamente había sobornado a las autoridades de la FDA para que persiguieran a las empresas que vendían estevia. Hubo otras dos empresas más que recibieron advertencias de la FDA. Sin embargo, la gran mayoría de las que vendían estevia en ese momento, sin infringir las leyes, no recibieron ninguna.

En 1991, cuando se implementó la primera prohibición, los únicos edulcorantes que existían eran el aspartamo, la sacarina y el relativamente desconocido acesulfamo de potasio. Por aquel entonces solo un 12,7% de la población estadounidense consumía edulcorantes artificiales.[28] La mayoría de ellos se vendía en sobrecitos y se utilizaba en algunos refrescos. Los sustitutos del azúcar no eran el gran negocio que son hoy en día.

El aspartamo fue creado en 1965 por un químico que trabajaba para G. D. Searle & Company. El uso de este edulcorante fue aprobado en Estados Unidos a principios de la década de los ochenta. En 1985 la empresa Monsanto compró G.

D. Searle, y el aspartamo se convirtió en una filial autónoma de Monsanto llamada NutraSweet. La patente europea de aspartamo expiró en 1987 y la patente norteamericana en 1992, lo que permitió que otras empresas fabricaran el edulcorante y compitieran con NutraSweet. Como la patente expiró un año después de que se implementara el veto de la FDA sobre la estevia, no tenía sentido que la empresa NutraSweet se arriesgara a infringir la ley para sobornar a las autoridades gubernamentales si al año siguiente iban a perder su ventaja comercial. Y la prohibición sobre la estevia en Europa no entró en vigor hasta 1999, mucho después de que expirara la patente del aspartamo.

Estudios realizados con ratas de laboratorio a principios de los años setenta relacionaron la sacarina con el cáncer de vejiga. A consecuencia de esto todos los alimentos que contenían sacarina fueron etiquetados con una advertencia sanitaria que estuvo vigente hasta el año 2000. En la década de los noventa la sacarina se comercializaba casi en su totalidad en sobrecitos, y su venta se dirigía específicamente a consumidores que no podían usar otros edulcorantes. Incluso llevaba la advertencia de que podría provocar cáncer, por lo que el miedo a esta enfermedad hizo que la mayoría de la gente se abstuviera de usar el producto. De manera que su cuota de mercado era minúscula comparada con la de otros edulcorantes. La sacarina se desarrolló en 1879, por eso no estaba protegida por ninguna patente. Como en el caso anterior, no tiene ningún sentido que una empresa tratara de eliminar la estevia para proteger las ventas de la sacarina.

El único edulcorante artificial que existía en 1991, aparte de la sacarina y el aspartamo, era el acesulfamo de potasio. Lo desarrolló Hoechst, una empresa alemana. Este edulcorante fue aprobado en Estados Unidos en 1988, pero durante los años noventa tenía una cuota de mercado muy pequeña. Legalizar la estevia no habría tenido ningún impacto en las ventas de acesulfamo de potasio.

Estos fabricantes no tenían ningún interés en suprimir la estevia; de hecho, les habría interesado más explotarla, como se hace con cualquier producto que la opinión pública considere «natural» o «inocuo». Un edulcorante así habría sido una mina de oro para ellos. Aunque los productos naturales con usos específicos no pueden patentarse, sus productos derivados sí. Los extractos de estevia pueden purificarse y convertirse en productos patentados. De hecho, es mucho más fácil usar un producto natural que ha demostrado tener ciertas propiedades y patentar sus extractos y derivados que crear un producto sintético con los mismos efectos. En lugar de ver la estevia como un competidor, lo que se ha hecho, desde su aprobación en 2008, es explotarla. La teoría de la conspiración no es más que un mito.

La aprobación de la FDA

La estevia permaneció prohibida hasta la aprobación de la Ley de Educación y Suplementos para la Salud de 1994, que eximía específicamente de las políticas sobre aditivos alimentarios de la FDA a los productos que reunieran los requisitos para ser considerados «suplementos dietéticos». Gracias a esta ley, se volvió a permitir la entrada de la estevia en Estados Unidos, con la condición de que se etiquetara claramente como suplemento. Esto permitía a los comerciantes vender hojas y extracto de estevia como suplementos dietéticos, pero no como edulcorantes ni como aditivos alimentarios. De todas formas, independientemente de cómo se etiquetara el producto, la gente usaba el «suplemento» como edulcorante.

A medida que la estevia crecía en popularidad debido a la creencia general de que era más sana que los edulcorantes artificiales, los principales fabricantes de alimentos y bebidas, como Cargill y Coca-Cola, tomaron nota y empezaron a desarrollar edulcorantes a base de estevia. Identificaron sus agentes endulzantes y el más potente y comercialmente viable de ellos, el rebaudiósido A, fue extraído, refinado y purificado.

Cargill se alió con Coca-Cola para desarrollar un sustituto del azúcar a base de estevia comercializado con el nombre de Truvia. Para no quedarse atrás, PepsiCo se asoció con el fabricante de edulcorantes artificiales Merisant, que produce los edulcorantes Equal y Canderel, para desarrollar su propia marca de estevia, llamada PureVia. Merisant surgió originalmente del negocio de edulcorantes de mesa de Monsanto, que más tarde fue vendido a MacAndrews & Forbes, una sociedad de inversiones multimillonaria. Para distanciarse de Monsanto y de sus propias marcas de edulcorantes, Merisant creó una empresa subsidiaria con una marca de resonancias ecológicas, Whole Earth Sweetener Company,* solo para producir y vender PureVia.

Estas empresas invirtieron millones de dólares en crear estos edulcorantes y desarrollar planes de *marketing*. Sin embargo, si la FDA hubiera mantenido su prohibición sobre la estevia, sus inversiones multimillonarias habrían sido en vano. Con objeto de conseguir que cambiara su postura, las empresas

---

* N. del T.: *Whole Earth* significa «la Tierra entera» o «toda la Tierra».

tuvieron que financiar estudios y desarrollar una base de datos científicos que pudieran usar como arma para alcanzar sus objetivos. Dichos estudios no tenían que probar que la estevia en sí misma fuera inofensiva o segura, solo debían mostrar que el rebaudiósido A lo era. En los primeros años de este siglo se encargaron numerosos estudios para probar que el rebaudiósido A y otros extractos de la estevia eran seguros. Uno de los problemas de la investigación motivada por ganancias económicas es la presión de los investigadores para dar lo que desean a quienes respaldan estos estudios, sean cuales sean los verdaderos resultados. Por lo tanto, estas investigaciones, a pesar de ser favorables al rebaudiósido A y a otros extractos de estevia, deben verse con cierto grado de escepticismo.

Con el respaldo financiero de Cargill, Coca-Cola, PepsiCo y otros gigantes del sector, en el transcurso de apenas unos cuantos años aparecieron docenas de estudios en las publicaciones médicas que anunciaban la seguridad de la estevia y sus posibles beneficios para la salud. Estos estudios refutaban e intentaban desacreditar los anteriores que habían tenido resultados negativos. Aunque se publicaron también unos pocos estudios que mostraban efectos negativos, sus datos desaparecieron ante la avalancha de nuevas investigaciones que resaltaban lo positivo.

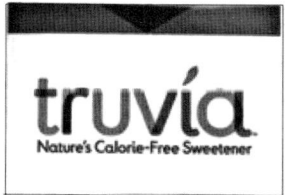 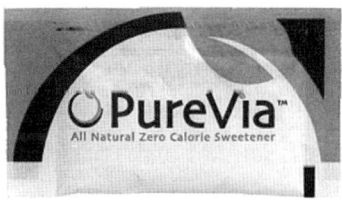

Truvia se desarrolló por Cargill y Coca-Cola. PureVia fue creada por PepsiCo y Merisant.

En 2008, con estos estudios favorables en su poder, los fabricantes de Truvia y PureVia se dirigieron a la FDA para pedirle el estatus GRAS, que podría permitirles vender sus productos como edulcorantes y aditivos alimentarios. Tras examinar sus peticiones, la FDA se lo concedió al rebaudiósido A y en diciembre de 2008 se anunció que era seguro usarlo como aditivo alimentario. Esto sorprendió a muchos porque la estevia llevaba bastante tiempo prohibida. La FDA aclaró la razón por la que había tomado esa decisión explicando que el rebaudiósido A *no* es estevia; al ser un producto altamente purificado, se trataba de algo totalmente distinto.

Casi todos los estudios sobre la estevia publicados a partir de 2005 se han dirigido a exonerar de todo posible perjuicio a los glucósidos de esteviol, no así a las hojas de estevia. Todas las preocupaciones sobre la hoja de estevia siguen ahí, y el fallo de 2008 de la FDA no ha cambiado su postura sobre la estevia en sí misma: «El rebaudiósido A es diferente de la hoja entera de estevia o de los [otros] extractos de estevia, que solo pueden venderse como suplementos dietéticos —anunció su portavoz, Michael Herndon—. Nadie ha ofrecido a la FDA pruebas de que la hoja de estevia sea segura». Por tanto la prohibición de la FDA sobre otras formas de estevia sigue en pie. Pueden venderse como suplementos dietéticos, pero no etiquetarse como edulcorantes ni venderse como aditivos alimentarios.

En el transcurso de los siguientes años se levantó el veto a los glucósidos de esteviol en Europa, Canadá, Australia, Nueva Zelanda y otros países, aunque la prohibición de vender hojas de estevia sigue vigente en muchos de estos lugares.

¿Es segura la estevia?

¿Cómo de segura o insegura es la estevia? A menos que alguien sea alérgico a ella, la estevia no parece causar ningún problema grave o inmediato, pero lo mismo podría decirse del azúcar, la soja, el aspartamo o la sucralosa. No se han hecho estudios sobre el uso continuado a lo largo de un periodo de años. Por lo tanto, en realidad no sabemos hasta qué punto es segura. Los problemas con el aspartamo y la sucralosa no empezaron a surgir hasta años después de la aprobación de la FDA.

Si la estevia fuera tan beneficiosa como afirman sus defensores, no existirían tantos estudios que afirman lo contrario. Quienes la defienden suelen argumentar que no se han observado efectos adversos. Pero ¿cómo puedes saber si la cantidad de espermatozoides que produces no es normal? ¿Cómo puedes notar si tu hígado o tus riñones se están deteriorando lentamente? ¿Cómo puedes saber si estás perdiendo gradualmente masa muscular magra o segregando menos hormonas tiroideas, o si se están produciendo mutaciones genéticas a nivel celular? A menudo, esta clase de afecciones no se manifiestan como síntomas claros de enfermedad y, aunque las notemos, solemos atribuirlas al proceso normal de envejecimiento, ciertamente no a un edulcorante a base de hierbas que consideramos «saludable». Las preocupaciones de la FDA sobre la seguridad de la estevia son legítimas.

Una cosa es evidente: la imagen sana de la estevia como sustancia inofensiva e incluso beneficiosa para la salud no está justificada. Aunque podría tener poca toxicidad grave en pequeñas dosis, en dosis grandes es altamente tóxica y puede ser incluso mortal. Los estudios demuestran que *una sola dosis* de alrededor de ochenta veces la cantidad que se sugiere como aceptable para el consumo diario de las personas puede causar la muerte.[29] Aunque muy pocos consumirán ochenta veces la cantidad que se encuentra en un par de refrescos sin azúcar, algunas personas beben mucho más de dos refrescos al día y con frecuencia consumen otros alimentos endulzados con estevia diariamente. Cuando una sustancia es aprobada como aditivo alimentario, puede introducirse en miles de productos. Conforme crezca la popularidad de la estevia, se introducirá cada vez en más alimentos preparados. Su consumo total será importante, especialmente en los casos en que se ingiera a diario durante un periodo largo de tiempo. Esto puede provocar efectos adversos graves que van más allá de la mera obesidad y la resistencia a la insulina.

Capítulo 5

ESTUDIOS CONFUSOS Y CONTRADICTORIOS

La cuestión de la seguridad de la estevia sigue sin estar clara. Como has visto en el capítulo anterior, diversas investigaciones han suscitado preocupaciones legítimas sobre la seguridad y la utilidad de la hoja de estevia y sus extractos purificados. Desde 2006 han aparecido en la bibliografía médica un sinfín de estudios nuevos sobre la estevia, que en su mayoría la contempla de manera positiva. En el momento actual hay numerosos estudios que demuestran que es inofensiva o incluso beneficiosa, más de los que sugieren lo contrario. Si fueras a defender el uso de la estevia, podrías elegir entre un gran número de ellos para respaldar tu punto de vista. Sin embargo, eso no negaría los estudios preventivos que han identificado e incluso demostrado posibles problemas. Además, ninguna investigación demostraría que la estevia es segura, ni siquiera que es útil para su principal finalidad: ayudar a adelgazar.

Muchas, quizá casi todas, las controversias en los resultados, surgen a partir de las diferencias legítimas en el diseño y la ejecución de los estudios. Los resultados pueden estar influenciados por los prejuicios personales de los investigadores, así como por la edad, sexo, problemas de salud preexistentes y hábitos alimentarios de los sujetos. Además, ¿el estudio se llevó a cabo con ratas, hámsteres, cobayas o seres humanos? ¿Cuánto duró? ¿Unos cuantos días, semanas, meses o años? ¿Qué cantidad de sustancia se usó? ¿Se llevó a cabo *in vivo* (en sujetos vivos) o *in vitro* (sobre cultivos de tejidos)? ¿Se empleó hoja de estevia, extracto de estevia cruda en agua, esteviósido o rebaudiósido A purificados, glucósidos mixtos de esteviol o esteviol? ¿Se combinaron con la estevia otros productos como la maltodextrina, la dextrosa o el eritritol? ¿Cómo se administró la sustancia de la prueba? ¿Oralmente en agua, en forma de pastilla o de bolo insertado en el recto, a través de una sonda para alimentación que iba directamente al estómago o inyectada en la corriente sanguínea? La estevia ha sido analizada de todas estas formas.

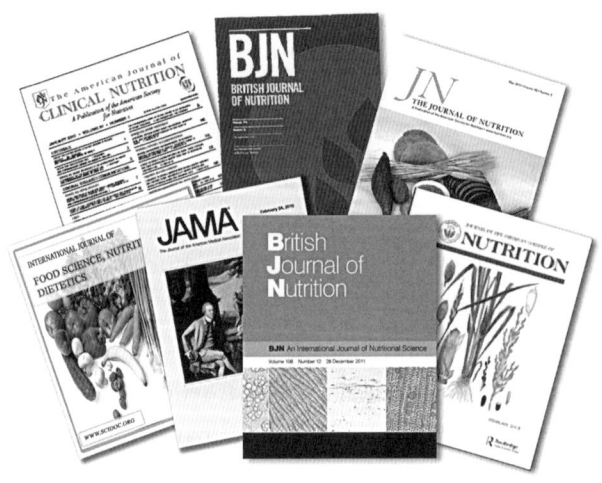

Casi nadie sabe que existen todas estas variables, y al ver un estudio sobre la «estevia» sencillamente se asume que representa los edulcorantes que podemos encontrar en los supermercados. No tiene por qué ser así.

Un extracto de esteviósido inyectado directamente en la corriente sanguínea de una cobaya puede no producir los mismos efectos que produce en un ser humano el consumo de un edulcorante a base de rebaudiósido A y maltodextrina. Los resultados de algún estudio particular quizá no tengan la menor relación con el efecto que tienen sobre nosotros los edulcorantes de estevia.

Algunos de los mayores y más ricos grupos de fabricantes del mundo, como Cargill, Coca-Cola, PepsiCo y Merisant, así como la gigantesca empresa farmacéutica Johnson & Johnson se están dedicando a la promoción y venta de edulcorantes a base de estevia. Desde la aprobación de la FDA las ventas de estos productos se han incrementado extraordinariamente. Hoy en día existen más de mil doscientos productos endulzados con estevia, lo que la convierte en un negocio multimillonario.

Podrías preguntarte: «¿A qué se debe que se haya producido ese aumento espectacular de estudios (la inmensa mayoría positivos) en los últimos años? ¿Tendrá algo que ver con la entrada de Cargill y sus socios en el mercado de la estevia y con sus objetivos de conseguir la aprobación de la FDA e influenciar a los posibles clientes?».

Los grandes negocios usan los estudios como instrumentos de *marketing* para vender productos y obtener beneficios económicos. No les interesa la ciencia ni tienen en mente ninguna noble causa humanitaria. Su único propósito al financiar estudios es vender sus artículos. Los estudios con resultados positivos son fundamentales para conseguir la aprobación de la FDA. También son valiosos para promocionar y anunciar públicamente los beneficios de un producto. Esto en sí mismo no tiene por qué ser negativo. El único problema es la exactitud de esos estudios. Cuando las empresas los financian, los investigadores se ven presionados a obtener los resultados que estas desean obtener.

Es posible diseñar los estudios de manera que se llegue a los resultados deseados. Por ejemplo, recientes investigaciones han demostrado que el esteviósido no tiene actividad mutagénica. Estas investigaciones se han usado para contrarrestar muchas de las anteriores que descubrieron efectos mutagénicos. Sin embargo, estos argumentos pueden ser engañosos porque el esteviósido se metaboliza en el aparato digestivo, dando lugar al esteviol, que tal y como se ha demostrado induce mutaciones genéticas.[1] El argumento de que en ningún estudio se ha visto que el esteviósido sea mutagénico puede ser verdadero desde el punto de vista técnico, pero no deja de ser engañoso.

Veamos otro ejemplo. Una de las cuestiones que suscitan preocupación es el hecho de que la estevia pueda causar hipoglucemia en algunas personas. Para examinar esta posibilidad, se administró rebaudiósido A y esteviósido en forma de cápsula a los sujetos de un estudio. Los efectos en la glucosa en sangre de dichos sujetos fueron mínimos o nulos, lo cual demuestra supuestamente que la estevia es segura. Pero no es la estevia en sí misma lo que afecta a los niveles de azúcar en sangre, es su sabor dulce lo que provoca esa reacción. Al administrarla en forma de cápsula, no se siente el sabor dulce de la estevia, con lo cual se impide el efecto de disminución de la glucosa.

Estos estudios parecen convincentes y pueden engañar a quienes no conocen las enrevesadas formas en las que los investigadores los manipulan en ocasiones. No todos los estudios se diseñan a propósito para conseguir un resultado determinado. A veces son los propios prejuicios o creencias preconcebidas de los investigadores los que influyen en ellos inconscientemente.

Al esperar un cierto resultado, por ejemplo, pueden ignorar o suprimir sin darse cuenta algunos datos restándoles importancia o considerándolos como errores fortuitos. Esto es tan corriente que muchos estudios se realizan bajo condiciones de «doble ciego», lo que significa que ni los investigadores ni los participantes saben si estos están tomando la sustancia activa de la prueba o un placebo inactivo.

¿Significa esto que no se puede confiar en ninguna de las investigaciones que aparecen en las publicaciones médicas? No, pero sí significa que deberías tener cuidado con qué artículos creer y cuáles cuestionarte.

Te preguntarás cómo saber si un estudio es fidedigno o no. No es fácil distinguirlo, pero una de las claves es descubrir a quién beneficia. En otras palabras, «sigue la pista del dinero». ¿Qué estudios pueden usarse para publicitar y promover un producto? ¿Quién sale más beneficiado de los resultados de estas investigaciones? ¿A quiénes les benefician los estudios que afirman que la estevia es segura o que tiene propiedades beneficiosas? Déjame ofrecerte una pequeña lista: Cargill, Coca-Cola, PepsiCo, Merisant y Johnson & Johnson, multinacionales enormes que participan en la venta de edulcorantes bajos en calorías y en la de alimentos y bebidas endulzados con ellos.

Por otra parte, ¿a quién le benefician los estudios negativos sobre la estevia? Ahh, a nadie. Quizá hayas pensado que la industria del azúcar se beneficiaría de esto, pero ¿quién controla esa industria? Exactamente: Cargill y sus amigos. Las mismas empresas que venden estevia y edulcorantes artificiales venden también azúcar. De manera que revelar los posibles peligros de la estevia no le beneficia a nadie. Por lo tanto, es más probable que los resultados de estas investigaciones sean fiables. Por lo general, esos estudios los realizan investigadores que quieren descubrir la verdad en lugar de dar la razón a las grandes empresas.

El hecho de que veas un estudio que afirma que la estevia es segura o tiene propiedades médicas no significa que sea así. Ni tampoco niega el valor de todos los que han suscitado dudas.

Los estudios con resultados contradictorios no son patrimonio exclusivo de la estevia; en cualquiera de ellos en el que intervengan intereses económicos encontrarás desacuerdo en las publicaciones médicas. Las empresas patrocinan estudios para obtener resultados favorables que puedan usar como publicidad, para conseguir la aprobación del gobierno y para inclinar a su favor la opinión médica y la del público en general. Hay miles de millones en juego. Las grandes multinacionales gastan millones en estudios que tienen como finalidad influir en la opinión pública y engañar a la comunidad médica.

Cualquier estudio que arroje una duda sobre la seguridad o eficiencia de un producto que brinda millones de beneficio a su fabricante debe tomarse en serio y ser examinado con atención. Los fabricantes del producto en cuestión suelen responder rápidamente con la financiación de sus propios estudios para desacreditar o contradecir las conclusiones de la investigación anterior. Esta táctica confunde a la opinión pública y a la comunidad médica, creando desconcierto y controversia, y desvía la atención del producto sospechoso.

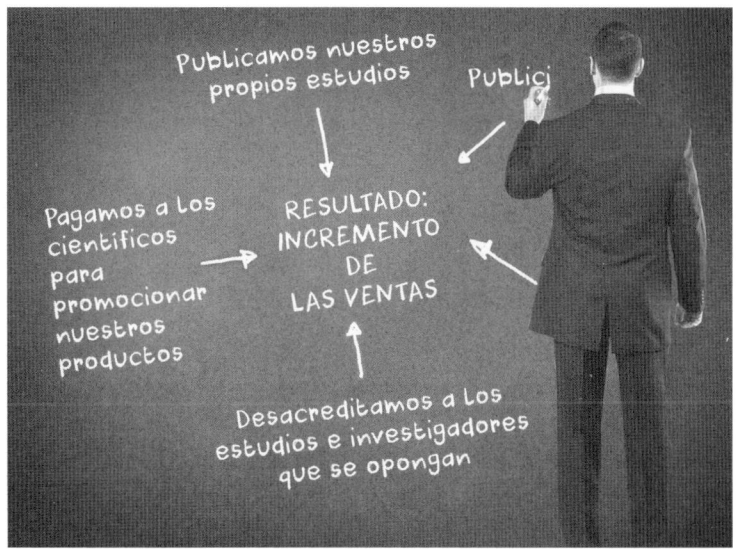

Las empresas usan los estudios como instrumentos de *marketing* para vender productos.

Los fabricantes de edulcorantes artificiales se enojaron cuando empezaron a aparecer estudios que afirmaban que el aspartamo y la sacarina estimulaban el apetito, llevando a un aumento de la ingestión de alimentos. ¡Esto era una amenaza para sus beneficios! No iban a quedarse de brazos cruzados ante estas noticias e inmediatamente contraatacaron con estudios financiados por sus propias empresas para demostrar lo contrario. Patrocinaron diversas investigaciones que superaban en número a aquellas que demostraban la existencia de una relación entre edulcorantes artificiales y aumento del apetito, para dar la impresión de que había un ingente conjunto de pruebas a su favor.

Hicieron lo mismo cuando se descubrió que los edulcorantes artificiales favorecían el aumento de peso en lugar de su disminución. Y de nuevo volvieron a hacerlo cuando algunos estudios sugirieron la posible existencia de un vínculo entre el consumo de edulcorantes artificiales y el cáncer o los problemas neurológicos. Algunos estudios patrocinados por las empresas han llegado incluso a sugerir que en realidad los edulcorantes artificiales son beneficiosos para la salud.

Muchos fármacos han pasado por este mismo ciclo. Se han asociado las estatinas, medicamentos utilizados para bajar los niveles de colesterol, con numerosos efectos nocivos para la salud. Por ejemplo, se ha demostrado que el Lipitor, la estatina más vendida, causa pérdida de memoria e incluso amnesia. De manera que el fabricante de este fármaco ha financiado estudios para demostrar que, en realidad, el Lipitor es *bueno* para la salud cerebral y que puede ayudar a *protegernos* contra la pérdida de memoria.

Estos estudios contradictorios provocan una gran confusión, lo que permite que los fabricantes sigan vendiendo sus productos. Del mismo modo, las empresas tabacaleras gastaron millones en producir estudios que «demostraban» que el consumo de tabaco no causa enfermedades cardiacas ni cáncer; hicieron falta años de investigación no financiada por los fabricantes para contrarrestar los estudios y la propaganda que producían estas empresas. Cuanto mayor es la duda que crean los fabricantes, más tiempo pueden vender productos peligrosos o ineficaces.

Sospecho que muchos que se benefician con la venta de edulcorantes de estevia se opondrán a la información que presento en este libro. Puede que incluso traten de desacreditarla citando estudios que respaldan su punto de vista. Pero, como acabas de ver, muchos de estos estudios son fraudes producidos para reportar beneficios a las empresas.

Capítulo 6

LA SALUD DIGESTIVA Y EL FUNCIONAMIENTO DEL APARATO DIGESTIVO

La microbiota intestinal

El aparato digestivo contiene aproximadamente cien billones de microorganismos (bacterias, virus y levaduras) conocidos en conjunto como la microbiota. Se estima que entre diez mil y treinta y cinco mil especies distintas habitan en el tubo digestivo. Estos organismos juegan un papel fundamental en muchos aspectos de la salud. La microbiota humana contiene tanto microorganismos beneficiosos o «amistosos» como otros que no lo son tanto. Las bacterias beneficiosas realizan muchas funciones importantes que son esenciales para una buena salud: ayudan a mantener el equilibrio del pH del aparato digestivo, sintetizan vitaminas importantes como la B_{12} y la K, sirven de apoyo a la función inmunitaria, ayudan a la descomposición y digestión de los alimentos, neutralizan las toxinas, regulan la absorción de glucosa y mucho más.

Afortunadamente, son mucho más numerosos que los microorganismos potencialmente conflictivos e impiden la proliferación excesiva de estos en el aparato digestivo y los consiguientes daños. Se considera que la alteración de este cuidadoso equilibrio de población de microorganismos es uno de los factores que contribuyen a muchos problemas de salud como la obesidad; la resistencia a la insulina y la diabetes; la disminución de la función inmunitaria, los trastornos digestivos (estreñimiento crónico, enfermedad inflamatoria del intestino, enfermedad de Crohn, enfermedad celíaca); los trastornos neurológicos (alzheimer, parkinson, autismo, TDAH, depresión); las alergias y sensibilidades alimentarias, el eccema; los problemas recurrentes de levaduras, y algunas formas de cáncer. La salud de nuestro sistema digestivo es tan importante que se ha llegado a afirmar que hasta el 90% de todas las enfermedades humanas conocidas tienen su origen en problemas de salud intestinal.

A muchos les sorprende saber que los microbios que habitan en el intestino pueden afectar tan profundamente a la salud mental. Parece haber poca conexión entre el intestino y el cerebro, pero los científicos están empezando a entender la estrecha relación que existe entre ellos. Los intestinos son, después del cerebro, el órgano que contiene el mayor número de neuronas; algunos científicos incluso se refieren a esta masa de neuronas como el «segundo cerebro». El nervio vago, el más largo de los doce nervios craneales, es el principal conducto de información entre los cientos de millones de células nerviosas de tu sistema nervioso intestinal y tu cerebro, y se extiende desde el tronco encefálico hasta el abdomen, controlando y revisando muchos procesos corporales asociados con la función digestiva. Tu microbiota afecta directamente a la estimulación y función de las células a lo largo del nervio vago. Algunos de estos microorganismos desprenden señales químicas, lo mismo que hacen las neuronas del sistema nervioso central, para transmitir mensajes al cerebro. Así, los microorganismos del intestino pueden tener una poderosa influencia en el cerebro.

EL TUBO DIGESTIVO HUMANO

En el tubo digestivo viven billones de microorganismos.

Además de contener casi un kilogramo y medio de bacterias y otros organismos, el aparato intestinal proporciona el mecanismo por el que el cuerpo extrae y absorbe los nutrientes de los alimentos. El tejido que recubre el tracto intestinal sirve a varias funciones muy importantes. Proporciona una barrera protectora entre lo que está dentro de los intestinos (alimento, bacterias, desechos, sustancias químicas, etc.) y la corriente sanguínea o el resto del cuerpo. Permite que los nutrientes, como las vitaminas, los minerales, los aminoácidos y los ácidos grasos, pasen a la corriente sanguínea, pero bloquea la entrada de partículas grandes de alimento, bacterias, toxinas y otras sustancias que pueden suponer una amenaza a la salud. Los intestinos contienen una complicada red de tejidos nerviosos que transmite constantemente mensajes al cerebro y los recibe de él; estos mensajes controlan los movimientos musculares que empujan la comida y los desechos a lo largo del tubo digestivo, así como a las hormonas que participan en el metabolismo, la saciedad y el control de peso.

Parte de tus bacterias intestinales amistosas convierten la fibra de los alimentos en ácidos grasos de cadena corta (ácidos butírico y acético), que son los principales alimentos o materiales que usan las células para recubrir el tubo digestivo. Estas bacterias productoras de ácidos butírico y acético son importantes para la salud de los intestinos y para la integridad de la pared intestinal; por tanto es fundamental que el intestino contenga una población sana de ellas. Esta es una de las razones por las que los nutricionistas recomiendan que comamos una cantidad adecuada de alimentos ricos en fibra.

La barrera entre lo que está dentro del tubo digestivo y la corriente sanguínea suele consistir en una sola capa de células. Su unión y su estanqueidad determinan lo que puede entrar o salir por ellas. Los nutrientes pasan entre sus enlaces y llegan a la sangre, pero el espacio entre ellas es demasiado pequeño para permitir la entrada de los virus o las bacterias. Por el contrario, el agua y la mucosidad pueden penetrar en el tracto intestinal, para ayudar a la digestión y la eliminación.

Los tipos de organismos que viven en los intestinos ejercen una fuerte influencia sobre la permeabilidad de estas uniones. Muy pocas bacterias beneficiosas o demasiadas bacterias perjudiciales pueden dañar el revestimiento intestinal e incrementar la distancia entre sus células, haciéndolas más porosas. Es lo que se suele llamar un «intestino permeable». Cuando esto sucede, partículas de alimento que no han sido totalmente digeridas pueden pasar a través de las uniones de las células y llegar a la corriente sanguínea. Si, por ejemplo, pequeños fragmentos de proteína entran en la corriente sanguínea, las células inmunitarias las identifican como partículas extrañas, invasoras, y activan una reacción inmunitaria. Así es como desarrollamos muchas de nuestras alergias a los alimentos. También las bacterias pueden pasar a través de las uniones dañadas y causar una inflamación sistémica crónica, que incrementa enormemente el riesgo de muchos problemas de salud, entre ellos la enfermedad cardiovascular y la diabetes.

Las investigaciones más avanzadas han demostrado recientemente que la microbiota que puebla el intestino ejerce una enorme influencia sobre nuestra salud y es la clave para vivir de manera saludable hasta una edad avanzada. El factor que influye de forma más significativa en las poblaciones microbianas de tu intestino es lo que dejas entrar en este, es decir, los alimentos y los fármacos.

Por ejemplo, los antibióticos están diseñados para destruir bacterias. Aunque estos medicamentos pueden ser necesarios para superar alguna infección grave, por lo general también eliminan muchas de las bacterias del sistema digestivo, permitiendo que la levadura (hongos) y los virus, a los que no les afectan los antibióticos, proliferen y alteren el microbioma (el genoma microbiano). Los esteroides y otros fármacos también pueden afectar negativamente a tu microbioma. Por el contrario, los suplementos probióticos y los alimentos fermentados contienen bacterias que producen ácido láctico, como el lactobacilo, que crea un entorno ligeramente acídico que reduce el crecimiento de los microbios menos deseables.

Por lo tanto, para mantener una buena salud, es importante tener una población microbiota adecuadamente equilibrada. Esto se consigue comiendo de manera sana y evitar ciertos alimentos, aditivos alimentarios y medicamentos que pueden alterar el adecuado equilibrio de la microbiota. Consumir alimentos y bebidas con mucho azúcar y cereales refinados puede cambiar la población microbiota de una manera nociva para la salud y favorecer el aumento de peso. Muchos de los microorganismos perjudiciales del intestino se desarrollan gracias al azúcar de la alimentación, que les permite proliferar. Por esta razón mucha gente considera los sustitutos del azúcar una alternativa saludable.

La mayoría de los sustitutos del azúcar no se digieren bien, y por tanto proporcionan pocas, o ninguna, calorías. Por eso se cree que son beneficiosos para adelgazar. Entran y salen del cuerpo sin apenas contribuir, en el caso de que lo hagan, a su carga calórica diaria. Las bacterias intestinales no pueden descomponerlos fácilmente ni tampoco usarlos como alimento, de manera que no sustentan el crecimiento de microorganismos perjudiciales como lo hace el azúcar. Obtienes el sabor dulce sin el aporte de calorías ni la subida de azúcar en la sangre. Desgraciadamente, hacen algo más que no es tan dulce: alteran las poblaciones normales del intestino que pueden desequilibrar los niveles de azúcar en la sangre e incrementar el riesgo de diabetes y obesidad, además de fomentar muchos otros problemas de salud.

Los edulcorantes sin calorías alteran la microbiota del intestino

Uno de los primeros indicios de que los edulcorantes no nutritivos podían perturbar el delicado equilibrio del bioma intestinal surgió al poco tiempo de la aprobación de la sucralosa (Splenda) en 1998. Quienes la consumían empezaron a notar efectos adversos que iban desde presión arterial alta y mareos hasta erupciones cutáneas y niveles elevados de azúcar en la sangre. Pero el síntoma más frecuente eran los problemas digestivos: molestias estomacales, hinchazón y diarrea.

Investigadores de la Universidad de Duke, en Carolina del Norte, se propusieron descubrir por qué tantas personas sufren molestias digestivas al consumir Splenda. Sus conclusiones, publicadas en 2008 en la revista *Journal of Toxicology and Environmental Health, Part A*, suscitaron interrogantes acerca de la seguridad del edulcorante y levantaron una ola de protestas del Consejo de Control de Calorías, un centro que promueve el uso de edulcorantes artificiales, y de McNeil Nutritionals, el fabricante de Splenda.

Los investigadores de Duke evaluaron todos los efectos de Splenda en cinco grupos de ratas adultas. Un grupo, además de su alimentación normal, recibió agua sin ningún tipo de aditivos. Este es el que actuaba como control. Los cuatro grupos restantes recibieron diferentes dosis de Splenda en el agua. Este producto está compuesto por el edulcorante artificial sucralosa, de gran potencia (1,1%), y los rellenos de maltodextrina y glucosa.

Las dosis fueron de 100, 300, 500 y 1.000 miligramos de Splenda por kilo de peso corporal al día, el equivalente a dosis de sucralosa de 1,1; 3,3; 5,5, y 11 miligramos por kilo al día. Estos niveles fueron seleccionados porque abarcan los valores que se encuentran por debajo y por encima de la ingesta diaria admisible de sucralosa de 5 miligramos por kilo al día establecida por la FDA.

Los resultados fueron alarmantes. Incluso en dosis que permanecen dentro de la ingesta diaria admisible según la FDA, la Splenda alteró significativamente el microbioma, desequilibró el pH, incrementó la expresión de enzimas que se sabe que interfieren en la absorción de nutrientes y causó aumento de peso. Aquí tenemos otro estudio más que revela que un edulcorante no calórico puede propiciar que se engorde. Además, al parecer también afecta negativamente al microbioma y al funcionamiento normal del aparato digestivo.

Tras doce semanas, la mitad de los animales de cada grupo fueron sacrificados y examinados. Se midieron las enzimas específicas que sabemos que limitan la absorción de nutrientes: citocromo P-450 (CYP) y P-glicoproteína (Pgp). Tanto el CYP como la P-gp se habían incrementado en factores de 2,5 a 3,5. Había disminuido el número de bacterias beneficiosas en un increíble 50% con relación a los animales de control, con bifidobacterias, lactobacilos, y bacteroides reducidos en un 37, un 39 y un 67,5% respectivamente. Sin embargo, no había habido disminución de las enterobacteriáceas, una extensa familia de bacterias que incluyen muchos patógenos conocidos, como salmonela, *E. coli*, *Klebsiella* y *Shigella*. Sin duda, la disminución de bacterias productoras de ácido afectó al equilibrio del pH, haciendo que el colon se volviera más alcalino y favoreciendo el crecimiento de organismos menos deseables. El peso corporal de los animales de todos los grupos se incrementó durante el estudio; incluso aquellos que recibieron menos del límite admisible, según la FDA, de sucralosa experimentaron un incremento de peso de más del 100%.[1]

Todos estos cambios radicales ocurrieron en solo doce semanas. Si el cambio se produce al mismo ritmo en seres humanos que consumen dosis aceptables de Splenda, su entorno digestivo (la microbiota) y su funcionamiento podrían alterarse enormemente en muy poco tiempo. Igualmente preocupante es el hecho de que los efectos secundarios perjudiciales pueden persistir durante mucho tiempo, incluso después de haber dejado de tomar Splenda. Tras el periodo inicial de doce semanas, se dejó de suministrar este producto a los animales y se les dio agua sin aditivos con su alimentación durante otras doce semanas. Al final del segundo periodo de doce semanas los efectos secundarios persistían. Esto sugiere que si usas Splenda durante cierto tiempo y luego dejas de tomarla, tu microbiota intestinal permanecerá desequilibrada indefinidamente, a menos que hagas algo a propósito para devolverle el equilibrio, como consumir suplementos probióticos y alimentos fermentados así como reducir la ingesta de azúcar.

Los partidarios de Splenda criticaron el estudio de Duke, diciendo que los resultados se aplicaban solo a las ratas, no a los seres humanos. Sin embargo, las ratas son los sujetos que se utilizan habitualmente en este tipo de estudios porque responden de forma muy parecida a los seres humanos. Además, de los ciento diez estudios empleados para probar la seguridad de Splenda con objeto de obtener la aprobación de la FDA, la inmensa mayoría se hicieron usando animales. Solo dos estudios utilizaron a seres humanos, implicando a un total de solo treinta y seis personas. El más largo de estos estudios con seres humanos duró únicamente cuatro días, y se centró en el impacto de Splenda sobre la caries. Los investigadores de la Universidad de Duke también señalaron que el límite diario aceptable aprobado por la FDA para los seres humanos se basaba en estudios con ratas.

El metabolismo de la glucosa

Si bien parecía que Splenda tiene un efecto notablemente negativo sobre la microbiota intestinal y la función digestiva, lo siguiente que querían saber los investigadores era si otros edulcorantes sin calorías causaban el mismo efecto y cómo alterar la microbiota podría afectar a la intolerancia a la glucosa (resistencia a la insulina). La intolerancia a la glucosa puede llevar a una gran cantidad de problemas de salud, entre ellos la diabetes y el alzheimer, así como a un incremento del riesgo de enfermedades hepáticas, renales y cardiacas. Investigadores del El Instituto Weizmann de Ciencias de Israel se propusieron encontrar la respuesta.

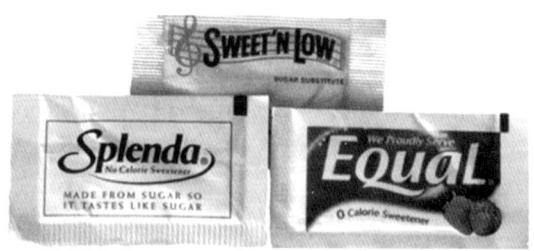

En la serie inicial de experimentos, los científicos israelíes dividieron a unos ratones sanos de diez semanas en seis grupos. Añadieron sacarina (el edulcorante de los sobrecitos rosa de Sweet'N Low), sucralosa (los sobrecitos amarillos de Splenda) o aspartamo (los sobrecitos azules de Equal) al agua de tres grupos de ratones. Los otros tres grupos bebieron agua sin aditivos o agua con glucosa o sacarosa (azúcar de mesa). Tras once semanas, todos los ratones que habían consumido los edulcorantes sin calorías desarrollaron una marcada resistencia a la insulina, que viene indicada por niveles de glucosa en sangre superiores a lo normal.

Sin embargo, ninguno de los ratones de los otros tres grupos que consumieron agua y azúcar presentaron ninguna señal de resistencia a la insulina. Los tres edulcorantes sin calorías mostraron idénticos efectos, lo que demuestra que su influencia para promover la intolerancia a la glucosa es mucho mayor que la del azúcar.

Cuando los investigadores israelíes trataron a los ratones con antibióticos, destruyendo las bacterias del sistema digestivo, los niveles de azúcar en sangre volvieron a la normalidad. Este experimento ofrece un claro indicio de que las bacterias intestinales estaban implicadas estrechamente en la perturbación de la regulación del azúcar en la sangre.

A continuación realizaron otra serie de experimentos para probar más detalladamente su hipótesis de que el cambio producido en el metabolismo de la glucosa estaba causado por una alteración en las bacterias. La secuenciación del ADN de las muestras fecales de ratones alimentados con sacarina mostró que la sacarina había alterado marcadamente la variedad de bacterias del intestino de estos ratones. Luego, los investigadores tomaron bacterias de ratones que habían consumido agua con sacarina y la inyectaron en el aparato digestivo de otros que nunca habían estado expuestos a esta sustancia. Los ratones que no habían tomado sacarina desarrollaron resistencia a la insulina, lo que una vez más demuestra la conexión entre las bacterias intestinales y el control del azúcar en la sangre.

A continuación, centraron su atención en las poblaciones de bacterias intestinales de los sujetos humanos. En los trescientos ochenta y un participantes no diabéticos del estudio los investigadores encontraron una relación entre el uso de *cualquier* tipo de edulcorante artificial e indicios de resistencia a la insulina, señales de sobrepeso y perfiles diferentes de fauna microbiana intestinal. Quienes consumían edulcorantes artificiales habitualmente, y en especial quienes consumían las mayores cantidades, mostraron niveles superiores de glucosa en la sangre en ayunas, peor tolerancia a la glucosa y perfiles de fauna microbiana intestinal diferentes a quienes no consumían estos edulcorantes.

Por último, los investigadores seleccionaron a siete voluntarios delgados y sanos que normalmente no tomaban edulcorantes artificiales y durante seis días les dieron la máxima cantidad de sacarina que la FDA recomienda como segura. Aunque parezca increíble, en solo seis días, los niveles de azúcar en sangre de cuatro de los siete sujetos sanos mostraron indicios de resistencia a la insulina, con cambios bruscos en sus microorganismos intestinales, tal y como sucedía en los ratones afectados. Los tres voluntarios cuya tolerancia a la glucosa no se vio afectada no mostraron cambios en su población microbiana intestinal.[2] Este último experimento duró solo seis días; si hubiera continuado, es probable que los siete voluntarios hubieran terminado desarrollando una microbiota intestinal alterada e intolerancia a la glucosa.

Es más, cuando los investigadores israelíes inyectaron las bacterias de los participantes humanos afectados en el intestino de ratones, los animales desarrollaron resistencia a la insulina, lo que demuestra que el efecto era el mismo en los ratones y en los seres humanos.

Este estudio muestra claramente que los edulcorantes sin calorías pueden alterar la microbiota intestinal y la capacidad del cuerpo para regular el azúcar en la sangre; todo esto causa cambios metabólicos que pueden ser un precursor de la diabetes y la obesidad. Estas son «precisamente las enfermedades que tratamos de evitar» al consumir edulcorantes en lugar de azúcar, indicó el doctor Eran Elinav, inmunólogo del Weizmann Institute y uno de los coautores del estudio. Los investigadores afirmaron: «Con esto se demuestra que el consumo de las versiones de edulcorante artificial sin calorías que suelen tomarse habitualmente impulsa el desarrollo de la intolerancia a la glucosa al inducir alteraciones de la composición y funcionamiento de la microbiota intestinal», afirmaron los investigadores.

Al parecer, los edulcorantes sin calorías pueden engordarnos y enfermarnos. Estos estudios son muy convincentes, tanto que deberíamos pensar muy seriamente si conviene consumir cualquier edulcorante sin calorías. El doctor Elinav manifestó que, por lo pronto, cambió sus hábitos: «Consumía mucho café y tomaba gran cantidad de edulcorantes, pensando, como muchos otros, que al menos no me hacían daño y que quizá fueran incluso beneficiosos. Dados los sorprendentes resultados que obtuvimos en nuestro estudio, he decidido dejar de consumirlos». Una decisión inteligente. Sería una buena idea para todos dejar de ingerir edulcorantes bajos en calorías.

Es importante tener en cuenta que los investigadores israelíes usaron tres edulcorantes sin calorías diferentes en este estudio: sacarina, sucralosa y aspartamo. Los tres son muy distintos químicamente. De manera que lo que causó los efectos observados no es la propia composición química de los edulcorantes. La única similitud entre ellos es el sabor dulce sin calorías. Todos los edulcorantes causaron cambios en la población de bacterias intestinales que llevaron a perturbaciones metabólicas pronunciadas y alteraron así la microbiota intestinal, lo que a su vez causó la resistencia a la insulina. Esto nos alertó de la posibilidad de que *todos* los edulcorantes no calóricos, entre ellos la estevia, puedan estar contribuyendo a nuestra creciente epidemia de diabetes y obesidad.

Sí, incluso la estevia puede tener un efecto indeseable en nuestro microbioma. El *Lactobacillus reuteri* es una importante cepa beneficiosa de bacterias que habitan en el tubo digestivo; producen ácido láctico y son las bacterias principales de los alimentos fermentados. Asimismo, son el componente principal de los suplementos probióticos. Es interesante reseñar que los estudios han demostrado que el esteviósido y el rebaudiósido A inhiben el crecimiento de la cepa *Lactobacillus reuteri*, pero no frenan el de algunas de las especies más nocivas de bacterias.[3] Esto sugiere que la estevia puede ser un antiprobiótico, lo que significa que disminuye las bacterias intestinales beneficiosas productoras de ácido láctico y fomenta una microbiota poco saludable.

Diabetes

La resistencia a la insulina es el rasgo típico de la diabetes tipo 2. Una resistencia grave a la insulina conduce a la diabetes, una enfermedad en la que los niveles de glucosa en la sangre permanecen elevados continuamente. Cuando suben estos niveles, se libera insulina en la corriente sanguínea y se elevan los niveles de esta hormona en la sangre. Durante mucho tiempo se ha sospechado que el consumo excesivo de azúcar es la causa principal de la resistencia a la insulina y la diabetes porque un consumo frecuente de azúcar mantiene los niveles de glucosa e insulina en sangre elevados durante periodos prolongados de tiempo. Esta elevada exposición a la insulina hace que las células se vuelvan insensibles a su acción, convirtiéndose en resistentes a la insulina.

Aunque los edulcorantes sin calorías no elevan los niveles de glucosa en la sangre como lo hace el azúcar, fomentan la resistencia a la insulina y la diabetes incluso más de lo que lo hace el azúcar. Un estudio realizado por científicos franceses investigó la relación entre bebidas endulzadas con azúcar, bebidas con edulcorantes bajos en calorías y zumo de frutas 100% puro (sin edulcorante ni azúcar añadidos). Un total de sesenta y seis mujeres participaron en el estudio, que se extendió durante un periodo de catorce años. Los investigadores descubrieron que tanto las bebidas endulzadas con azúcar como las que llevaban edulcorantes artificiales incrementaban el riesgo de resistencia a la insulina y diabetes tipo 2. En este estudio no se observó que el consumo de zumo de fruta tuviera relación con ese riesgo a pesar de que el zumo contiene una gran cantidad de azúcar.[4] Aunque los edulcorantes sin calorías no elevan los niveles de azúcar inmediatamente después de su consumo, tienen un efecto a largo plazo que causa una elevación crónica de la glucosa en la sangre. Esto hace que se produzca un exceso de insulina, necesaria para eliminar la glucosa de la corriente sanguínea y transportarla al interior de las células. Pero la insulina también activa la conversión de glucosa en grasa y la transporta a las células de grasa. Como existe una relación entre diabetes y exceso de peso, este estudio proporciona más pruebas de que los edulcorantes no nutritivos fomentan el aumento de peso.

El consumo de refrescos se ha relacionado con el aumento del riesgo de diabetes, probablemente debido a su contenido en azúcar; sin embargo, los estudios indican que las bebidas endulzadas artificialmente son incluso peores y fomentan más la diabetes que las que llevan azúcar. Definitivamente, esto es así en el caso del aspartamo y otros edulcorantes artificiales, pero ¿qué sucede con la estevia? Un estudio de los investigadores de la Universidad Médica de Kanazawa, en Japón, analizaron la relación entre el consumo de refrescos *light* y la incidencia de diabetes tipo 2 en hombres japoneses. Los sujetos fueron sometidos a un proceso de seguimiento durante un periodo de siete años. En Japón la mayoría de los refrescos *light* están endulzados con estevia, de manera que este estudio ofrece una evaluación de los efectos del uso prolongado de este edulcorante. Los investigadores descubrieron una relación significativa entre los refrescos *light* endulzados con estevia y un incremento del riesgo de diabetes y llegaron a la conclusión de que consumir este tipo de refrescos en lugar de los endulzados con azúcar no es eficaz para prevenir la diabetes tipo 2.[5] Odio tener que estropear ese idilio amoroso que muchos mantienen con la estevia, pero las pruebas de las que disponemos sugieren que incrementa en mayor medida que el azúcar el riesgo de desarrollar diabetes tipo 2.

Otro estudio que fue publicado en la revista *Nature* mostraba que prácticamente todos los que sufren diabetes tipo 2 tienen un microbioma anormal, en concreto un número reducido de las bacterias productoras de butirato.[6] Esto resulta significativo porque el butirato (ácido butírico) es la fuente de energía favorita de las células que cubren el tubo digestivo de los seres humanos, y es necesario para la reparación y el mantenimiento de la pared intestinal. El estudio descubrió también un incremento en el número de posibles organismos patógenos. Asimismo, se observó un aumento del estrés oxidativo, lo que implica que están produciendo daños en el tejido intestinal.

Microbioma y obesidad

¿Te sobra un poco de grasa en las caderas, muslos, estómago o glúteos? ¿Te has esforzado para perder peso con dietas bajas en calorías sin obtener resultados? ¿Comes alimentos bajos en grasa, sin azúcar, endulzados con edulcorantes bajos en calorías, y por más que lo intentas, no hay manera de que consigas bajar de peso? Si es así, eres uno de los millones de personas que inconscientemente sabotean sus propios esfuerzos para adelgazar usando edulcorantes bajos en calorías.

Los investigadores han descubierto que el microbioma de los individuos con sobrepeso es muy diferente del de quienes tienen un peso normal. Los edulcorantes sin calorías fomentan el crecimiento de bacterias que son especialmente abundantes en quienes presentan sobrepeso.[7-8]

Jeffrey Gordon, médico y biólogo de la Universidad de Washington, en St. Louis, ha llevado a cabo una investigación que demuestra que la relación entre bacterias y obesidad es más que una coincidencia. Gordon observa que más del 90% de las especies bacterianas del intestino proceden de solo dos subgrupos: bacteroidetes y firmicutes. Hace varios años él y su equipo descubrieron que los ratones genéticamente obesos (animales que carecen de la capacidad para fabricar leptina, una hormona que limita el apetito) tenían un 50% menos de bacterias firmicutes que los ratones normales. Cuando transferían una muestra de la población de firmicutes (que promueve la grasa) de los animales obesos a los que tenían peso normal, estos últimos engordaban. Según Gordon, había dos motivos que explicaban esta reacción: por un lado, las bacterias firmicutes transferidas de los ratones obesos producían más cantidad de las enzimas que ayudaban a los animales a extraer y conseguir más energía (calorías) de su alimentación, y las bacterias también manipulaban los genes de los ratones normales de una manera que activaba el almacenamiento de grasa en lugar de su descomposición para producir energía.[9] Por otro lado, las bacteroidetes son más propensas a descomponer la materia vegetal y la fibra en ácidos grasos de cadena corta (ácidos butírico y acético), beneficiosos para la salud y la integridad del revestimiento intestinal.

El doctor Gordon y su equipo llevaron a cabo un estudio de seguimiento empleando a sujetos humanos, en concreto parejas de gemelos, en las que uno era obeso y el otro tenía un peso normal. Los investigadores transfirieron bacterias intestinales de los gemelos obesos en el tubo digestivo de ratones delgados, y estos se volvieron obesos. Cuando las bacterias de los gemelos delgados se transfirieron a los ratones delgados, estos permanecieron en ese mismo estado. Estos resultados demostraron la poderosa influencia que las distintas poblaciones de microbiota intestinal pueden tener sobre el peso corporal.[10]

Las personas obesas portan una mayor cantidad de bacterias firmicutes que las personas con un peso normal. Gordon descubrió que cuando se pierde peso con una dieta baja en grasas o en hidratos de carbono, se incrementa la proporción de bacterias bacteroidetes con respecto a las firmicutes. El microbiólogo David Relman, de la Universidad de Stanford, afirma que este descubrimiento sugiere que las bacterias del intestino humano no solo influyen en nuestra capacidad para extraer calorías y almacenar energía de nuestra alimentación, sino que también tienen un impacto sobre el equilibrio de hormonas, como la leptina, que conforman nuestro comportamiento alimentario, llevando a algunos de nosotros a comer más que otros.

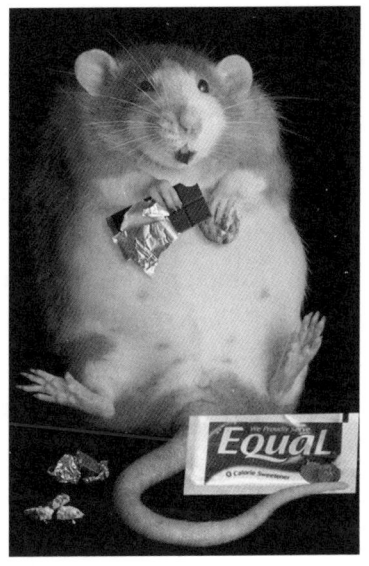

Recientemente varias investigaciones han demostrado que la composición de la microbiota intestinal puede contribuir a la progresión de la obesidad.[11-13] Estudios epidemiológicos realizados con seres humanos han demostrado que el tratamiento antibiótico durante los primeros seis meses de vida o la colonización del aparato digestivo interrumpida debido a un parto por cesárea pueden incrementar el riesgo de desarrollar sobrepeso más tarde en la vida.[14-15] Estas dos situaciones no guardan una conexión directa con la ingesta calórica ni con el metabolismo, pero tienen efectos significativos sobre el microbioma, y por lo tanto, sobre el peso corporal. Una alimentación rica en hidratos de carbono o azúcar y baja en fibra también puede influir en la composición de la microbiota intestinal. El metabolismo bajo puede intensificar los efectos anteriores (ver el diagrama de la página 124).

La proporción de firmicutes con respecto a bacteroidetes se considera actualmente un marcador biológico de la obesidad. En otras palabras, cuantos más firmicutes tengas en comparación con bacteroidetes, mayor será tu riesgo de obesidad. Pero eso no es todo: las mayores proporciones de firmicutes también alteran la regulación de hormonas e incrementan el riesgo de inflamación sistemática, diabetes, enfermedad cardiovascular, demencia y alergias alimentarias.

Aunque no todas las firmicutes son siempre dañinas, este grupo incluye una cantidad de bacterias perjudiciales como estreptococos, estafilococos, listeria y *Clostridium*, que pueden estimular la inflamación del aparato intestinal, debilitar las paredes intestinales (fomentando el intestino permeable), interferir en la función digestiva y causar enfermedades.

Sustitutos del azúcar asociados a sobrepeso infantil

La incidencia de la obesidad infantil ha aumentado en más del doble durante los últimos treinta años. Una tercera parte de los niños de los países desarrollados sufre ahora de sobrepeso u obesidad,[16] lo que supone un incremento del riesgo de desarrollar enfermedades cardiovasculares, diabetes y trastornos mentales. Más del 20% de los niños en edad preescolar está clasificado como obeso o con sobrepeso.[17] El consumo de edulcorantes bajos en calorías durante la infancia ha contribuido a este acuciante problema.

Un estudio realizado por investigadores canadienses ha descubierto ahora que las mujeres que consumen edulcorantes bajos en calorías durante la gestación incrementan el riesgo de tener hijos con sobrepeso u obesidad.[18] Los realizados con animales han demostrado que el consumo de edulcorantes artificiales durante el embarazo puede predisponer a las crías a desarrollar obesidad y síndrome metabólico.[19] Los estudios con seres humanos han documentado un aumento de nacimientos prematuros, alergias y fracturas de antebrazo debidas al uso de edulcorantes artificiales durante el embarazo.[20-22] Estos estudios fueron los primeros en evaluar el peso de seres humanos expuestos a edulcorantes artificiales en el útero.

Investigadores canadienses estudiaron a tres mil treinta y tres mujeres que habían dado a luz a bebés sanos, de peso normal, y examinaron a sus hijos cuando cumplieron un año de edad. El 30% de las mujeres había consumido bebidas endulzadas artificialmente durante el embarazo. Tras analizar el índice de masa corporal de la madre, su edad, la duración del periodo de lactancia, el tabaquismo materno, la diabetes materna, el momento en que se introdujeron los primeros alimentos sólidos y otros factores, descubrieron que comparado con mujeres que tomaron bebidas normales, aquellas que bebían, como media, una lata de refresco *light* al día

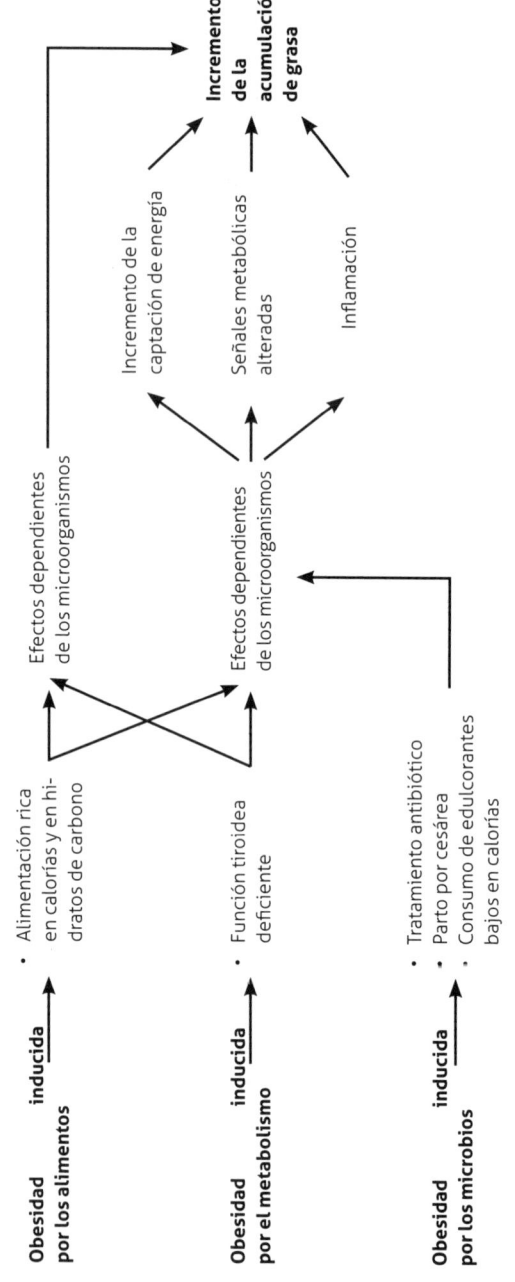

Adaptado de: L. M. Cox y M. J. Blazer, «Pathways in microbe-induced obesity», Cell Metab 2013: 17: 883-894.

multiplicaban por dos el riesgo de que su hijo tuviera sobrepeso al año de edad. Como en esta investigación no se estudió el peso del niño al nacer en relación con el consumo de refrescos *light*, el efecto no se atribuyó al crecimiento fetal. En cambio, no se encontró una relación entre el consumo de bebidas con azúcar y el incremento del riesgo de sobrepeso en los niños.

Es interesante observar que todos los bebés examinados en este estudio tenían un peso normal al nacer. Por lo tanto, su aumento anormal de peso se produjo después. ¿Cómo podía el consumo de refrescos *light* haber influido en el incremento de peso posnatal y no haber hecho lo mismo con el crecimiento fetal? Los autores del estudio sugieren que el efecto fue el resultado de que la madre pasara a su hijo el mismo tipo de microbiota intestinal que tenía ella. Los niños nacen con aparatos digestivos estériles. Cuando el bebé pasa por el canal uterino, se expone a las bacterias de la madre y las adquiere. Estas son las bacterias que empezarán a habitar en su aparato digestivo. Si la madre tiene un microbioma desequilibrado con más firmicutes que bacteroidetes, las mismas proporciones de cada una de estas cepas se desarrollarán en el niño, predisponiéndolo a la obesidad y a los problemas de metabolismo.

Una buena alimentación y la exposición a una diversidad de bacterias en el entorno del niño pueden corregir a tiempo este problema. Pero si la madre sigue consumiendo edulcorantes artificiales durante el periodo de lactancia, el desequilibrio inicial del microbioma puede reforzarse. Estos edulcorantes pasan al niño a través de la leche materna y de esta manera siguen perturbando el microbioma infantil. Si esto es lo que realmente sucede, cualquier madre que use edulcorantes artificiales mientras da el pecho estará incrementando el riesgo de que su hijo se vuelva obeso o desarrolle otros problemas de salud. Todos los edulcorantes bajos en calorías, entre ellos la estevia, están relacionados con alteraciones de la microbiota intestinal.

El síndrome metabólico

El síndrome metabólico es un conjunto de afecciones que se producen a un mismo tiempo, lo que incrementa enormemente el riesgo de enfermedades cardiacas, embolia y diabetes y hace que una persona se vuelva más susceptible a otros problemas médicos como el síndrome de ovario poliquístico, el hígado graso, los cálculos biliares, el asma, los trastornos del sueño y algunas formas de cáncer. Los síntomas que definen el síndrome metabólico son la presión arterial alta, los niveles elevados de azúcar en la sangre (resistencia a la insulina), el exceso de grasa corporal alrededor de la cintura y los niveles anormales de colesterol (HDL o colesterol bueno bajo, triglicéridos elevados). La obesidad abdominal es quizá el síntoma más significativo de todos. Tener uno solo de estos síntomas no significa que alguien sufra el síndrome metabólico. Sin embargo, cualquiera de ellos incrementa la probabilidad de que se experimenten problemas de salud, y cuantos más se presenten, mayor es el riesgo.

Los edulcorantes sin calorías alteran la microbiota intestinal de tal manera que se incrementa la grasa corporal, principalmente la abdominal, y aumenta el riesgo de síndrome metabólico y diabetes tipo 2. Un estudio llevado a cabo por un equipo de investigadores de Estados Unidos y Europa descubrió que el consumo diario de refrescos *light* incrementa significativamente la obesidad abdominal y está asociado a un riesgo un 36% mayor de desarrollar el síndrome metabólico y a un riesgo un 67% superior de desarrollar diabetes tipo 2 al compararlo con abstenerse de tomar estas bebidas.[23]

Otro estudio evaluó a cerca de diez mil sujetos y descubrió una relación positiva entre el consumo de refrescos *light* y la incidencia del síndrome metabólico. Con las bebidas endulzadas con azúcar no descubrieron esa relación.[24] Es interesante observar que el consumo de leche disminuyó ligeramente el riesgo de desarrollar el síndrome metabólico, quizá porque es menos probable que quienes toman leche ingieran refrescos *light*.

Las hormonas de la saciedad

Se considera que el conducto digestivo, como fuente de varias hormonas reguladoras, desempeña un papel fundamental en la regulación del apetito. Creemos que la saciedad posprandial (después de comer) está regulada por un sistema sensorial que comunica el aparato digestivo con los centros reguladores del apetito en el cerebro. En el intestino existe un conjunto de células endocrinas que sintetiza y libera varias hormonas en respuesta a la ingesta de nutrientes y energía; se ha demostrado que estas hormonas influyen en el apetito de los seres humanos y los animales.

En el tubo digestivo la glucosa activa la liberación de hormonas de la saciedad que avisan al cerebro de que ha llegado el momento de dejar de comer, para que sea menos probable que se consuma un exceso de calorías. Sin embargo, los edulcorantes artificiales, entre ellos la estevia, no provocan la liberación de estas hormonas de la saciedad.[25] Por lo tanto, cuando comes alimentos que contienen edulcorantes sin calorías, la sensación de saciedad se retarda y comer en exceso puede llegar a convertirse en un problema.

Si tienes sobrepeso, el problema podría agravarse. Existen evidencias que sugieren que los individuos obesos sufren un deterioro de las respuestas de la hormona de la saciedad.[26] Es posible que al cambiar la microbiota intestinal y al elevarse la cantidad de firmicutes y disminuir la de bacteroidetes se retrase la liberación de estas hormonas y, por consiguiente, de la sensación de saciedad.[27]

Tu intestino puede saborear el azúcar

El sabor es la sensación que se produce cuando una sustancia activa las células receptoras del gusto que se encuentran en las áreas superficiales de la boca. Cuando estos receptores son activados, se transmiten impulsos eléctricos al cerebro. El cuerpo humano reconoce cinco cualidades gustativas o sabores: dulce, salado, amargo, agrio y *umami*. Los receptores del gusto de la boca funcionan como guardianes del sistema digestivo para asegurar que consumimos los nutrientes esenciales para la supervivencia y la salud mientras que rechazamos los alimentos que podrían ser peligrosos o tóxicos. Por ejemplo, un gusto salado indica la presencia de sodio o de otros minerales, el *umami* señala la presencia de proteínas, un sabor excesivamente agrio nos muestra que el alimento está deteriorado; el sabor amargo suele alertar de la presencia de venenos y el sabor dulce indica la presencia de hidratos de carbono o de nutrientes que producen energía. La capacidad de saborear e identificar los alimentos ricos en nutrientes al tiempo que evitamos las sustancias tóxicas ha sido esencial para nuestra supervivencia a lo largo del curso de la historia humana.

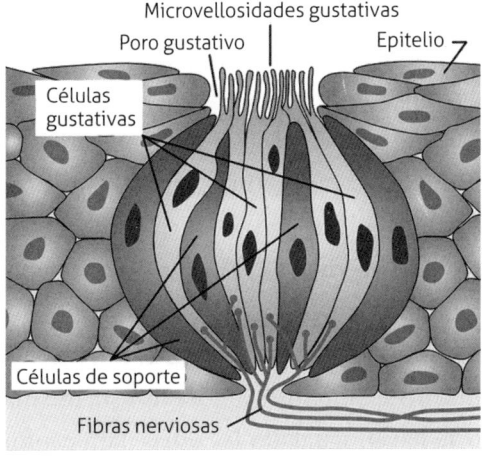

RECEPTOR DEL GUSTO

Los receptores gustativos no se limitan a estimular la producción de sensaciones agradables cuando tomas una comida deliciosa sino que provocan una serie de reacciones químicas que afectan a tu fisiología y a la vez influyen en los tipos de bacterias que viven en tu aparato digestivo. El sabor dulce de los edulcorantes no nutritivos combinado con la falta de las correspondientes calorías puede alterar el equilibrio entre firmicutes y bacteroidetes. ¿Por qué los edulcorantes sin calorías fomentan la proliferación de firmicutes y hacen que disminuya la población de bacteroidetes? La respuesta a esta pregunta la ofreció, en parte, un descubrimiento que identificó receptores del gusto dentro del tubo digestivo. No solo la lengua tiene receptores gustativos, también los tienen la garganta, el estómago e incluso los intestinos, y gracias a ellos tienen la capacidad de saborear los alimentos dulces, salados y amargos. Tus intestinos pueden, literalmente, saborear el dulzor del azúcar. Aunque tú no seas consciente del sabor de la comida mientras esta atraviesa tu tubo digestivo, tu cerebro y tus intestinos sí lo son.

El descubrimiento de los receptores gustativos en el tracto digestivo explica un fenómeno que ha desconcertado a los fisiólogos durante más de cincuenta años, conocido como el «efecto incretina». Las incretinas son hormonas intestinales que estimulan a las células pancreáticas para que segreguen insulina. Este efecto fue descrito por primera vez en los pasados años sesenta y consiste en que la glucosa que ingerimos por vía oral activa una respuesta significativamente mayor de insulina que una inyección intravenosa de esta misma sustancia, aun cuando se hayan igualado las dosis para causar el mismo aumento de los niveles de glucosa en la sangre. Los investigadores observaron que la glucosa vía oral inducía la liberación de incretinas en la corriente sanguínea que incrementaban la secreción de insulina en mayor medida que cuando se inyectaba. El doctor Robert Margolskee, neurólogo y director del Monell Chemical Senses Center* de Filadelfia, en Pensilvania, comprendió que si en el intestino hubiera receptores que pudieran detectar la glucosa y desencadenar la liberación de estas hormonas, este sería el eslabón que faltaba para entender el efecto incretina. En 2007 esta hipótesis se confirmó cuando su equipo localizó en el interior de la pared intestinal células receptoras del sabor dulce.[28] Desde entonces se han encontrado receptores gustativos a lo largo de todo el tubo digestivo.

---

* El Monell Chemical Senses Center, fundado en 1968, es el primer instituto de investigación científica sobre los sentidos del gusto y del olfato y sus reacciones químico-sensoriales, en todos los niveles, desde el molecular hasta el conductual.

Podría parecer que los receptores del gusto están fuera de lugar en cualquier parte del cuerpo que no sea la boca, pero esto es solo porque inicialmente se hallaron en las papilas gustativas de la lengua. Los receptores del gusto son sencillamente una manera de percibir las sustancias químicas y pueden tener otras funciones que no guarden relación con detectar el sabor de los alimentos. En realidad, es sorprendente lo mucho que abundan en el cuerpo, y, a veces, su presencia en determinados lugares desconcierta a los científicos.

Los sensores del gusto dulce no se activan únicamente con el azúcar sino con cualquier sustancia dulce, como los edulcorantes sin calorías:

> Ahora sabemos que los receptores que perciben el azúcar y los edulcorantes artificiales no están solo en la lengua —explica Margolskee—. Los del intestino saborean la glucosa por medio de los mismos mecanismos que emplean las células del gusto de la lengua. Las células gustativas intestinales regulan la secreción de la insulina y de las hormonas que controlan el apetito. Nuestro trabajo arroja nueva luz sobre cómo regulamos la absorción del azúcar procedente de nuestra alimentación y los niveles de glucosa en la sangre.

El sabor dulce del azúcar en el tubo digestivo activa la liberación de varias hormonas que regulan la secreción de la insulina, la absorción de glucosa, el apetito, la ingestión de calorías y el metabolismo.[29]

Los endulzantes sin calorías, que no son absorbidos ni metabolizados, estimulan intensamente los receptores del sabor dulce.[30] A diferencia de la glucosa, que es absorbida y eliminada del tubo digestivo, el rebaudiósido A, la sucralosa y los demás edulcorantes no nutritivos no se descomponen ni se absorben fácilmente sino que permanecen en él. Mientras atraviesan el tubo digestivo estimulan constantemente los sensores del sabor dulce. Por lo tanto, tienen un efecto muy superior al de la glucosa sobre la señalización del sabor dulce.

Déjame ponerte un ejemplo para mostrarte lo que sucede con la glucosa y los edulcorantes. Imagínate una molécula de glucosa que llega a la puerta de la pared intestinal y toca el timbre (receptor del gusto). La puerta se abre y la glucosa entra (es absorbida por la corriente sanguínea). Ese es el proceso normal. Lo que sucede con los edulcorantes artificiales es diferente. Cuando el rebaudiósido A, el eritritol, la sucralosa u otro edulcorante no nutritivo llega a la puerta y toca el timbre, la puerta se abre, pero el edulcorante no puede pasar por la entrada, no cabe por ella (no es absorbido sino que permanece en el tubo digestivo), de manera que sigue llamando al timbre una y otra vez durante veinticuatro horas o más. Cada vez que llama al timbre se activan los sensores del gusto y se segregan hormonas. La activación repetida de los sensores del gusto produce una inundación de hormonas y el tubo digestivo se prepara para absorber glucosa, una gran cantidad de glucosa, pero esta no aparece. Esta situación produce cambios químicos en los intestinos que favorecen el crecimiento de firmicutes (los microorganismos de la obesidad) y frena el crecimiento de bacteroidetes (los microorganismos antiobesidad).

La activación excesiva de las células sensoras del sabor dulce mediante el uso repetido de edulcorantes sin calorías podría ser la causa de que estas se agoten y dejen de funcionar, lo que alteraría gravemente el metabolismo de la glucosa y causaría una serie de problemas metabólicos como la obesidad, la diabetes, la enfermedad inflamatoria del intestino y las enfermedades cardiacas.[31-32]

Las excitotoxinas gastrointestinales

En el tubo digestivo, los edulcorantes sin calorías funcionan como excitotoxinas: sustancias que causan una estimulación excesiva de las células sensoras que provoca su muerte. Un efecto muy parecido puede verse en el cerebro como consecuencia de una exposición excesiva a ciertos aminoácidos que funcionan como neurotransmisores. Los dos más corrientes son el glutamato y el aspartato. La mayor exposición a estas dos excitotoxinas procede del potenciador de sabor glutamato monosódico y el edulcorante artificial aspartamo.

El término *excitotoxicidad* fue acuñado por el neuropatólogo John Olney en 1969 tras observar que dar de comer glutamato monosódico a ratones recién nacidos les destruía neuronas cerebrales. El término se utilizó para describir la actividad destructiva causada por la exposición excesiva de las neuronas al glutamato, el aspartato, la fenilalanina y otros neurotransmisores excitadores. Aunque los neurotransmisores son un componente normal e incluso esencial de la comunicación cerebral, estar expuesto a muchos de ellos a la vez puede crear un estado de toxicidad, y en esta situación dichos neurotransmisores se convierten en lo que llamamos *excitotoxinas*.

El cerebro utiliza neurotransmisores para transmitir mensajes de una neurona a otra. El glutamato y el aspartato son neurotransmisores excitadores, lo que significa que estimulan la actividad química y eléctrica de las neuronas hasta el punto de agotar la energía de la célula. La exposición a una gran cantidad de neurotransmisores excitadores a un mismo tiempo estimula excesivamente las neuronas y las lleva a un estado frenético de actividad que agota sus reservas de energía, lo que hace que se saturen y mueran. Durante este proceso se genera un gran número de radicales libres destructivos que provocan inflamación y lesiones celulares, agravando el problema. Cada vez surgen más estudios que establecen un vínculo entre la exposición excesiva al glutamato de los alimentos y al aspartato y las enfermedades neurodegenerativas como el alzheimer, el parkinson, el ELA y otras. Incluso la típica pérdida de memoria, el ligero deterioro intelectual y la pérdida de coordinación que frecuentemente se producen al acercarnos a la vejez podrían tener relación con el consumo excesivo de excitotoxinas.

El glutamato y el aspartato se encuentran habitualmente en los alimentos. Sin embargo, consumir alimentos que contienen estos aminoácidos no es en sí un problema. El problema empieza cuando están purificados y concentrados en glutamato monosódico, aspartamo y otros aditivos parecidos; es entonces cuando empiezan a ser perjudiciales. El glutamato y el aspartato que aparecen de manera natural en los alimentos siempre están enlazados a otros aminoácidos. El proceso de romper los enlaces y liberar los aminoácidos individuales lleva su tiempo, por eso los aminoácidos se liberan gradualmente. De esta manera, los niveles de glutamato y aspartato en la sangre permanecen dentro de límites razonables, que el cuerpo es capaz de manejar. Sin embargo, consumir a menudo alimentos que contienen glutamato monosódico y aspartamo expone al cerebro a niveles elevados continuos de estas excitotoxinas.

Ingerir alimentos con edulcorantes no nutritivos tiene un efecto parecido en el tubo digestivo. Los edulcorantes no calóricos suelen ser de cien a seiscientos veces más dulces que el azúcar, por lo que pueden ser una bomba para los receptores gustativos del tubo digestivo. Como la mayoría de estos edulcorantes no se descomponen fácilmente, activan una y otra vez los receptores del sabor a lo largo de todo el tubo digestivo. Las células receptoras no son neuronas, pero están conectadas a neuronas que transmiten señales al cerebro. La estimulación excesiva puede agotar los receptores del gusto y sus neuronas asociadas. La estevia, o más bien, los glucósidos de esteviol, actúan como excitotoxinas gastrointestinales que pueden agotar a los receptores gustativos, liberar radicales libres, iniciar la inflamación, perturbar el metabolismo de la glucosa, cambiar el pH y alterar la microbiota intestinal.

Para ampliar tus conocimientos sobre las excitotoxinas te recomiendo encarecidamente el libro del neurocirujano Russell Blaylock *Excitotoxins: The Taste That Kills* (*Excitotoxinas: el sabor que mata*).

Capítulo 7
LOS EFECTOS SECUNDARIOS

Efectos secundarios conocidos

A quienes promueven el consumo de la estevia les encanta mencionar que este edulcorante lleva muchos años consumiéndose en Japón, Taiwán, Corea, Paraguay, Brasil e Israel sin que haya causado daños aparentes. «Daños aparentes» significa que no se ha establecido una conexión clara entre el consumo de la estevia y problemas graves de salud como cáncer, convulsiones, insuficiencia renal y otros por el estilo. Sin embargo, eso no significa que la estevia sea inofensiva ni que no se la asocie con otros efectos menos evidentes.

El aspartamo, la sacarina, la sucralosa e incluso el azúcar llevan también consumiéndose desde hace mucho tiempo sin que aparentemente causen daños. Por eso muchos profesionales de la medicina afirman que no ofrecen ningún peligro para la salud. No obstante, existen estudios que sugieren que en realidad estos productos podrían tener efectos nocivos, y los consumidores se han quejado de efectos secundarios al tomarlos. Por esta razón muchos creen que estos edulcorantes son perjudiciales para la salud.

Lo mismo sucede con la estevia. Sus defensores afirman que es totalmente inofensiva y que el cuerpo no sufre ningún daño al consumirla. Después de todo, aseguran, es solo una hierba, ¿cómo podría ser dañina una hierba? Aunque no es frecuente que oigas hablar de los efectos secundarios de la estevia, hay un número bastante elevado de consumidores que los han denunciado. Los estudios clínicos con seres humanos también han señalado varios efectos secundarios del consumo de la estevia. Algunos de los que se mencionan en los estudios médicos publicados son náuseas, molestias abdominales, dolor muscular, dolor de cabeza, cansancio y mareos.

En un estudio doble ciego, el 13% de sesenta sujetos que tomaron un extracto de glucósidos purificados de esteviol experimentó efectos secundarios lo suficientemente desagradables como para informar a los investigadores; en tres casos los efectos fueron tan graves que los sujetos se vieron obligados a abandonar el estudio.[1] Según los datos de este estudio, una de cada cinco personas que usan estevia puede sufrir algún tipo de reacciones adversas apreciables.

Hay otros efectos más sutiles, como la transformación gradual de la microbiota intestinal o una tolerancia cada vez mayor a la glucosa, que quizá no sean inmediatamente apreciables y que podrían afectar prácticamente a la totalidad de los consumidores habituales. Además, seguramente muchos de los consumidores que experimentan síntomas apreciables no los relacionan con la estevia debido a la creencia generalizada de que esta sustancia es inofensiva y no es posible que cause dolor ni molestias; en lugar de esto pueden atribuir sus síntomas a cualquier otra causa, como el envejecimiento o el estrés.

Puesto que se cree que la estevia es un producto inocuo y natural, existe un rechazo a la idea de que podría causar efectos secundarios negativos.

Yo mismo me negué durante mucho tiempo a aceptar que provocaba los efectos secundarios que veía en mí y en los demás. Hay gente que incluso se molesta o se enfada cuando se habla negativamente sobre su amada estevia; parece como si estuvieras insultando a algún miembro de su familia. Sin embargo, algunos establecen la conexión; notan que los síntomas se producen cuando consumen estevia y desaparecen cuando dejan de hacerlo.

Una búsqueda por Internet revela que los efectos secundarios del consumo de estevia son mucho más habituales de lo que podrías esperar. Los síntomas más corrientes que se mencionan son dolor abdominal, calambres, dolores de cabeza, náuseas, vómitos, mareo, cansancio, calambres musculares, dolores y molestias corporales, irritación de garganta, flema, llagas bucales, erupciones cutáneas y adicción. Son bastantes efectos secundarios para tratarse de una hierba que supuestamente es totalmente inofensiva. Los consumidores mencionan todos los efectos secundarios que se han observado en las pruebas clínicas y algunos más. Lo que viene a continuación son algunos comentarios de consumidores de estevia.

Dermatitis

Acabo de enterarme de que el cuerpo no puede descomponer la estevia y de que me ha causado una TREMENDA erupción cutánea en las piernas con un picor insoportable.

Dolor de articulaciones

> Llevo como mínimo dos años consumiendo a diario la marca WalMart de estevia. Estaba convencida de que podía tener artritis reumatoide. Después de preguntarme por qué sufría calambres musculares y dolor de pies, decidí investigar la estevia, como último recurso para encontrar el origen del problema. Y, efectivamente, hay otros consumidores de estevia que se quejan exactamente de los mismos dolores que yo he tenido.
>
> Jessica

Malestar digestivo

> Pasé de tomar refrescos con aspartamo a tomarlos con Splenda, y luego probé Coke Life con estevia cuando salió. La estevia me estropeó totalmente el estómago. He dejado de tomar edulcorantes artificiales y solo me tomo una Pepsi con azúcar de verdad de vez en cuando.
>
> Theresa

> Sigo una dieta muy estricta porque compito en *fitness*. Conozco a la perfección los ingredientes que entran cada día en mi cuerpo y en qué momento lo hacen. Hace dos días dejé de tomar el café con nata, como solía hacer, y empecé a ponerle un poco de estevia, y hoy llevo todo el día con calambres en la parte superior del estómago. No suelo tomar productos artificiales y desde hace diez semanas sigo una dieta estricta, de manera que estos calambres solo puedo atribuirlos a la estevia. ¡Menudo susto me he llevado! Está claro, esta misma noche voy a tirar esos sobrecitos a la basura.
>
> Selena

La primera vez que tomé estevia tuve dolor abdominal. Al principio no estaba seguro de que era la estevia pero ahora he llegado definitivamente a esa conclusión después de haber sufrido varias veces la misma experiencia. Cuanto mayor es la cantidad que tomo, peor es la reacción. Hace poco la tomé en forma líquida y fue horrible. Me entró un dolor insoportable, como si mi me hubieran dado una puñalada en el vientre y tenía una hinchazón tremenda. Estuve más de veinticuatro horas así. Horrible de verdad. No vuelvo a probarla en la vida. Me gustaría advertir de su peligro. Imagino que cada persona es diferente, pero para mí está clarísimo. Cuando hablo de esto la gente reacciona como si estuviera acusando de asesinato a su madre: «Pobre estevia, es inofensiva», etc. No te dejes engañar, la estevia puede provocar un dolor tremendo y es posible que también le cause daños al organismo.

GEORGE

De todas las marcas de estevia, la peor es Truvia. La primera vez que la tomé tuve un malestar agudo durante dos semanas. La reacción inicial fue sensación de ardor en la boca seguida de espasmos musculares e hinchazón. Llevaba un mes siguiendo una dieta cuidadosa y restringida sin alimentos elaborados cuando una amiga me sirvió fresas a las que había espolvoreado estevia. Al principio sentí un sabor amargo, seguido por uno dulce, luego el ardor en la boca. Me dolían hasta los dientes. Dejé de comer, escupí inmediatamente la comida y me enjuagué la boca [...] Luego busqué por Internet los efectos secundarios de Truvia. Hay numerosas páginas web que contienen informes de efectos secundarios que van desde ligeros hasta graves. Varias personas han proclamado efectos secundarios idénticos a los que yo experimenté. Una mujer, tenista profesional, no había podido jugar al tenis durante meses debido a unos espasmos musculares debilitantes. Solo se recuperó después de dejar de tomar Truvia como edulcorante. ¡Este producto es peligroso!

Kali

Llagas bucales

Me salían llagas en la boca, tenía ronquera y unas cuantas veces tuve dificultades para tragar. Me hicieron una prueba insertándome una cámara por la garganta y el médico creyó que se trataba de reflujo ácido y me dijo que evitara el café. Al cabo de una semana sin tomar la estevia que le añadía al café todo volvió a la normalidad.

Kym

Estuve usando Truvia durante un tiempo pero me producía terribles dolores de estómago y aftas.

Chris

Dolor de cabeza y mareo

Cuando tomaba estevia, tenía dolores de cabeza y el cuerpo también me dolía. He decidido prescindir de todos los alimentos y bebidas artificiales, y me siento mucho mejor.

Sandra

La estevia puede ser tóxica para algunos. Es un vasodilatador que baja la presión arterial y el nivel de azúcar en la sangre. He descubierto que cada vez que ingiero estevia me entran fuertes mareos y náuseas. Si no necesitas bajar la presión arterial ni el azúcar en la sangre, no hace falta que la tomes. Esta estevia, elaborada y en polvo, no es natural sino que ha sido modificada artificialmente. Si quieres dulce, usa miel cruda, sirope de arce, sucanat o azúcar de coco con moderación y al menos obtendrás algo de valor nutritivo.

Nan

He probado todos los alcoholes de azúcar y siempre me producen la misma reacción: dolores fortísimos de cabeza que me duran el día entero. Me sucede lo mismo con la estevia, tanto con las hojas naturales como con las gotas. Los dolores de cabeza son tan fuertes que tengo que acostarme.

Gabriela

Adicción

Mucha gente se vuelve adicta a la estevia. Lo mismo que sucede con las drogas, el efecto de la estevia, es decir, su sabor dulce, se va debilitando y hay que tomar dosis mayores para obtener el mismo «subidón» o efecto endulzante. Además, el regusto amargo se vuelve cada vez menos apreciable.

Mi marido y yo hemos tomado extracto puro de estevia durante cinco años por lo menos. Últimamente notamos que hacía falta una mayor cantidad para obtener un sabor dulce. Además, en general ya no apreciamos el sabor de los alimentos. Buscando en Internet descubrimos que la pérdida del gusto es uno de los efectos secundarios, de manera que por ahora hemos dejado de tomarlo. Lo que no podemos saber es si nuestras papilas gustativas se recuperarán.

Joan

He de admitir que consumo una gran cantidad de estevia cada día. Estoy descubriendo que es casi adictivo, y es como si cada vez quisiera añadirles más cantidad a los batidos y al té. ¿Alguien podría ayudarme a saber qué puedo hacer y cómo dejar de tomar tanta?

VERONICA

Sabes que eres adicto a algo cuando tu deseo de tomarlo sobrepasa a la lógica y al sentido común y se antepone a tus mejores intenciones. Pasar del azúcar a la estevia no cura la adicción al azúcar, o mejor dicho, a lo dulce; tan solo has cambiado de droga, pero sigues alimentando la misma adicción.

Alergias

No todos los consumidores de estevia experimentan efectos secundarios. Lo mismo puede decirse de otros edulcorantes sin calorías. Algunas personas pueden ser más sensibles que otras debido a que son alérgicas a la estevia. La bibliografía médica describe esta alergia, que en determinados casos es tan grave que puede causar un choque anafiláctico de consecuencias posiblemente mortales.

Por ejemplo, una niña de siete meses sufría de eccema atópico desde que tenía dos meses. La trataron con una pomada corticoide pero no le causó efecto. Estaba siendo alimentada con leche materna. Tenía alergia a los huevos y a la leche de vaca, pero no se le conocían alergias a otros alimentos. Su madre cultivaba estevia y bebía una infusión endulzada con sus hojas. Un día se dio cuenta de que su hija estaba masticando una hoja de estevia. No le preocupó porque estaba convencida de que esa planta era inofensiva. A los pocos minutos su hija se quedó inconsciente y tuvo que llevarla urgentemente al hospital. Allí la trataron de choque anafiláctico y, afortunadamente, se recuperó. Descubrieron que tenía alergia a las hojas de estevia y a los glucósidos de esteviol. Su madre dejó de cultivarla y de comer cualquier cosa que tuviera esta sustancia. La niña no volvió a sufrir anafilaxis y su eccema atópico desapareció. Aunque ella había comido estevia solo una vez, su madre la consumía a diario. La leche materna era lo que causaba la reacción alérgica cuyo síntoma era el eccema crónico de la niña.

Un niño de dos años sufría eccema atópico desde los seis meses. Era alérgico a los huevos, pero al parecer ningún otro alimento le sentaba mal. Los medicamentos no surtían efecto con el eccema. Un día, su madre le dio a beber agua caliente endulzada con esteviósido en polvo. A los pocos minutos el niño perdió el conocimiento. Lo llevaron corriendo al hospital, donde fue tratado de choque anafiláctico y logró recuperarse. Se descubrió que tenía alergia a las hojas de estevia y a los glucósidos de esteviol. Desde ese momento, su madre dejó de usar la estevia y se deshizo de toda la que tenía en casa. Su hijo no volvió a sufrir anafilaxis y el eccema con el que llevaba tanto tiempo se curó.

El doctor H. Kimata, alergólogo, dirigió un estudio con doscientos niños de edades comprendidas entre los cuatro meses y los dos años que visitaron el hospital Morguchi-Keijintakai, de Japón, para hacerse unas pruebas para detectar alergias. Cincuenta niños estaban sanos, cincuenta tenían rinitis alérgica, cincuenta padecían asma bronquial y cincuenta sufrían de eccema atópico. Ninguno de los cincuenta niños sanos era alérgico a la estevia. Sin embargo, el 16% de los que padecían rinitis alérgica, el 35% de los que tenían asma bronquial y el 64% de los que sufrían de eccema atópico resultaron ser alérgicos a la hoja de estevia y al esteviósido. El doctor Kimata llegó a la conclusión de que tener alergias preexistentes incrementa de forma significativa el riesgo de ser alérgico a la estevia.[2]

Los defensores de la estevia reconocen que la alergia a esta sustancia existe, pero insisten en que se trata de algo muy inusual y por lo tanto no es necesario preocuparse. De hecho, un grupo de investigación independiente contratado por Cargill para elaborar un documento con la intención de disipar el miedo a que la estevia pudiera ser un alérgeno llegó a la siguiente conclusión:

> Algunos informes de los medios de comunicación llamaron la atención sobre la posibilidad de que la estevia provoque alergia [...] Ni los productores de estevia ni las redes de información sobre alergias alimentarias han informado de un número significativo de incidentes negativos relacionados con la ingestión de edulcorantes a base de estevia [...] Por consiguiente, existen pocas pruebas fundamentadas científicamente que apoyen las advertencias a los consumidores sobre la alergia a los extractos de estevia altamente purificados.[3]

Sin embargo, según el estudio del doctor Kimata, la alergia a la estevia podría ser mucho más habitual de lo que sospechamos. El choque anafiláctico es un incidente que puede tener consecuencias letales, y el eccema, el asma y la rinitis alérgicos son problemas graves de salud para quienes los sufren. Creemos que afirmar que una alergia a la estevia no es algo preocupante solo para que las ventas de la empresa no se vean afectadas es una actitud insensible e irresponsable.

¿Qué síntomas vienen causados por la alergia a la estevia y cuáles por algún aspecto de la estevia en sí? Es difícil saberlo con seguridad, pero podemos aventurar una conjetura. Es muy probable que la causa del dolor y los calambres abdominales, así como de las náuseas y los vómitos, sea la incapacidad de las enzimas digestivas y las bacterias intestinales para descomponer y digerir los glucósidos de esteviol; la alteración de la microbiota normal del intestino también puede afectar a la digestión y causar síntomas.

Sabemos que otros edulcorantes bajos en calorías que tampoco se digieren bien, como la sucralosa y el xilitol, provocan malestar digestivo. Las alteraciones en los niveles de azúcar en la sangre y en la presión arterial podrían ser la causa de los dolores y los mareos de los que se quejan algunos consumidores de estevia.

La estevia es un miembro de la familia asterácea del reino vegetal, a la que también pertenecen la ambrosía, el crisantemo, la caléndula y el girasol.

Muchas plantas de esta familia pueden causar reacciones alérgicas a individuos hipersensibles. Algunos de los síntomas corrientes de alergia que pueden asociarse con la estevia son rinitis (irritación e inflamación nasales), exceso de mucosidad, tos, garganta irritada, dificultad para respirar, dolores y molestias musculares, cansancio, erupción cutánea (eccema) y úlceras bucales.

A continuación veremos algunos comentarios de consumidores de estevia cuyos síntomas parecen tener relación con la alergia:

En uno de los comentarios anteriores vi que la estevia pertenece a la familia de la ambrosía y fue como si se me encendiera una luz. Puede que esa sea la razón por la que siempre tengo flema en la garganta desde hace un par de años (más o menos el mismo tiempo que llevo usándola a diario). Tanta, que uno podría pensar que soy fumador, cuando no he fumado en mi vida. ¡Dejé de tomarla y la flema prácticamente ha desaparecido!

C. J.

Quizá sea por eso por lo que siempre me ha sentado mal la estevia. Me siento muy llena y se me inflaman las glándulas. Una hinchazón tremenda de estómago, gases y diarrea, que me hace sentir como si me estuvieran apretando todo el cuerpo. Todo esto tiene que venir de algo.

MICHELLE

¿Alguien ha tenido irritación de garganta y tos al tomar estevia? He tenido la garganta seca y problemas de tos durante los tres años que llevo consumiendo este producto, una vez por la mañana con el café y otra por la noche con el té. Fui a ver a muchos médicos y después de hacerme pasar por todo tipo de pruebas no lograron encontrar ningún problema en mis pulmones o en mi garganta. Hace tres días dejé de usar la estevia y los síntomas han desaparecido casi por completo. Me preocupaba tener alguna de esas enfermedades raras que nadie puede diagnosticar. Mi padre tenía alergia a la ambrosía, pero yo creía que no sufría ninguna alergia. ¿Podría ser esa la causa de mi tremenda irritación de garganta? Llegué a pensar que tenía cáncer de garganta o de tiroides. En ambos casos las pruebas salieron negativas.

LYNN

Tengo una alergia grave a la ambrosía y cuando probé algo con estevia (no sabía que llevaba esa sustancia), me puse muy enferma (una irritación espantosa de garganta, era como si me hubiera tragado diez polvorones de golpe, y además tenía un terrible dolor de estómago). No estaba segura de qué lo había causado, de manera que dejé de comer. Luego probé algo más y tuve la misma reacción [...] Entonces fue cuando observé que en la caja ponía: «¡Hecho con estevia!». Miré lo que había comido antes y vi que también estaba hecho con estevia. Guardé esa información, llamé a mi alergólogo y, efectivamente..., ¡pertenece a la familia de las ambrosías! ¡Tremendo! Procuro revisar todas las etiquetas de los productos que consumo por primera vez, especialmente esas en las que pone: «¡Totalmente natural!» antes de tomarlos, pero a veces no me doy cuenta de que cambian los ingredientes de algún producto que ya tomaba desde antes y le añaden estevia. Lo noto casi inmediatamente en cuanto lo pruebo (¡siento un cosquilleo en los labios y una sensación rara en la garganta y el estómago!), de manera que dejé la estevia y la puse en mi lista de productos que no debo consumir. Me he dado cuenta de que cada vez hay más empresas que usan esta sustancia y me molesta porque a pesar de que la reacción a la estevia puede ser tan grave como la de la alergia a los cacahuetes, ahora mismo apenas hay información que advierta a la gente.

AMY

Por lo general, evito todo lo que considero sintético y cualquier sustancia que me parezca nociva o dudosa. Recientemente, tomé estevia por primera vez, aunque sin saberlo. Durante mucho tiempo el único refresco que tomaba era Sierra Mist, por su «azúcar natural» y porque no lleva cafeína, pero cambiaron los ingredientes sin avisar. Cuando tomé una lata de esta «nueva» bebida, sentí como si me ardiera la garganta. Estoy seguro de que era estevia. Voy a deshacerme de toda la que tengo y a partir de ahora voy a tener cuidado con la estevia en todo lo que tomo.

LEON

Contraindicaciones

El consumo de estevia puede causar reacciones negativas si estás tomando determinados medicamentos o sufres ciertas enfermedades. Por ejemplo, la estevia tiene un efecto diurético que podría afectar a la eficacia con la que el cuerpo elimina el litio, de manera que si tomas algún medicamento que contenga litio consumir estevia podría tener peligrosos efectos secundarios. También has de tener cuidado si estás tomando medicamentos para la diabetes que bajen el azúcar en la sangre. Muchos estudios sugieren que la estevia también baja el nivel de azúcar; por tanto, si estás usando estevia y tomando medicamentos para la diabetes con el fin de controlar el azúcar en la sangre, la combinación puede bajar los niveles de glucosa hasta niveles peligrosos. Una situación parecida se produce si tomas fármacos para bajar la presión arterial; como la estevia también tiene ese efecto, la combinación hace que la presión arterial baje excesivamente.

Asimismo se aconseja ser precavido cuando se tienen ciertas afecciones. Si sufres de alguna alergia alimentaria o al polen, como vimos anteriormente, tu riesgo de ser alérgico a la estevia se incrementa sustancialmente.

Quizá lo más preocupante sean las embarazadas y las madres que están en periodo de lactancia. Algunas investigaciones sugieren que la estevia podría incrementar el riesgo de aborto espontáneo o causar de alguna otra manera daños al bebé que se está gestando. Aunque esto aún no se puede afirmar con certeza, es mejor no arriesgarse y evitar la estevia en el embarazo. Durante la lactancia las sustancias que componen la estevia llegan hasta la leche materna, exponiendo así a los niños a todos los posibles problemas médicos que provocan, entre los que figuran las alergias. Las madres que están dando el pecho nunca deberían tomar estevia, lo mismo que tampoco se debería introducir en la leche en polvo o en otros alimentos para bebés.

A continuación tienes una lista parcial de los medicamentos que pueden causar efectos secundarios si estás tomando estevia.

Medicamentos a base de litio
- Camcolit
- Li-Liquid
- Liskonum
- Lithane
- Lithicarb o Litocarb
- Lithobid
- Priadel
- Quilonum

Medicamentos para la diabetes
- Glimepirida (Amaryl)
- Gliburida o Glibenclamida (DiaBeta, Glynase Pres Tab, Micronase)
- Insulina
- Pioglitazona (Actos)

Rosiglitazona (Avandia)
Clorpropamida (Diabinese)
Glipizida (Glucotrol)
Tolbutamida (Orinase)

Medicamentos para la presión arterial
Captopril (Capoten)
Enalapril (Vasotec)
Losartan (Cozaar)
Valsartan (Diovan)
Diltiazem (Cardizem)
Amlodipino (Norvasc)
Hidroclorotiazida (HydroDiuril)
Furosemida (Lasix)

Comparte tu experiencia

Al parecer, algunas marcas de estevia causan más problemas que otras. Esto puede deberse a los demás ingredientes que se añaden a la estevia. La marca Truvia parece ser una de las peores, ya que se ha informado de cientos de efectos secundarios asociados a su consumo.

Si has sufrido algún efecto secundario con la estevia o conoces a alguien que haya tenido esa experiencia, me gustaría saberlo. Envíame directamente un correo electrónico a info@piccadillybooks.com, y cuéntame qué marca de estevia consumiste, cuáles fueron tus síntomas y cómo supiste que este producto te estaba causando esos problemas. Me gustaría que me lo comunicaras; por favor, escríbeme y cuéntame tu experiencia.

Capítulo 8

DATOS QUE PROBABLEMENTE NO SABÍAS SOBRE LA ESTEVIA

La mayoría de los productos comerciales no son estevia

Lo lógico sería pensar que el único o, por lo menos, el principal ingrediente de los edulcorantes de estevia sería la estevia (rebaudiósido A, esteviósido o una mezcla de glucósidos de esteviol). Pero no siempre es así. La mayoría de los edulcorantes de estevia que compras en las tiendas no son estevia pura sino una combinación de ingredientes en la que la estevia es tan solo uno más. Entre los demás productos hay edulcorantes artificiales, alcoholes de azúcar y azúcares, que intensifican el sabor dulce y ocultan o diluyen el regusto amargo de la estevia. Por ejemplo, Stevia Extract, de la marca Safeway, consiste principalmente en el alcohol de azúcar eritritol con algo de estevia añadida, además de conservantes y potenciadores de sabor. El nombre de la marca Stevia in the Raw* tiene connotaciones puras y naturales; sin embargo, la etiqueta de ingredientes revela que se trata sobre todo de

---
* N. del T.: se traduce como «Estevia sin refinar».

dextrosa, no de estevia (que es el segundo ingrediente que aparece en la lista). La dextrosa es una forma de azúcar que se suele extraer del maíz modificado genéticamente. La estevia de la marca Truvia, desarrollada por Coca-Cola y Cargill, es una mezcla de eritritol (el ingrediente principal), rebaudiósido A y «sabores naturales».

La marca de estevia PureVia, creada por PepsiCo, contiene, además del rebaudiósido A, dextrosa, celulosa en polvo y, una vez más, «sabores naturales». Se desconoce para qué tendría que necesitar sabores naturales un edulcorante, lo mismo que tampoco sabemos qué son exactamente esos sabores.

La maltodextrina es un aditivo que normalmente se usa en muchos sustitutos del azúcar, entre ellos la estevia. Se utiliza como agente de carga barato para darle al producto el volumen y la textura aproximados de una cantidad equivalente de azúcar.

La maltodextrina es un polisacárido, es decir, una forma de azúcar hecha de glucosa. Se compone de una cadena de tres a diecisiete moléculas de glucosa y es ligeramente dulce. Al igual que otros azúcares, se digiere rápidamente, con un índice glucémico de 100, como la glucosa. Es irónico que un azúcar que aporta calorías y que puede elevar el nivel de glucosa en la sangre se combine con un sucedáneo del azúcar sin calorías.

La maltodextrina añade unas 4 calorías por sobrecito de edulcorante. La FDA permite utilizar la expresión *cero calorías* en la etiqueta de cualquier producto que contenga menos de 5 calorías por ración. En Norteamérica la maltodextrina se suele fabricar con maíz modificado genéticamente.

He examinado las etiquetas de varios productos de estevia que se venden en el supermercado cercano y he descubierto que contienen varios ingredientes más, entre ellos sólidos de sirope de maíz (sirope de maíz deshidratado), ácido cítrico, ácido fumárico, ácido tartárico, colorantes naturales, benzoato sódico (un conservante), sorbato potásico (un conservante), eritritol elaborado a base de maíz (así es como figura en la lista de ingredientes de la etiqueta), sabores artificiales, lactosa (azúcar de la leche) e isomaltulosa (una forma de azúcar derivada de la caña de azúcar). Si tomas estevia para evitar el azúcar y el sirope de maíz, será mejor que leas antes lo que contienen.

En las listas de ingredientes de las etiquetas figura en primer lugar el más abundante en el producto y se sigue en orden descendente hasta llegar al más escaso. Sería de esperar que en un edulcorante de estevia esta se encontrara a la cabeza de la lista, pero con frecuencia es el segundo o tercer ingrediente. Por increíble que parezca, algunos de estos edulcorantes casi no contienen estevia, pero no siempre puedes saberlo mirando la lista de ingredientes.

Truvia, el producto de estevia más popular del mercado, no contiene prácticamente nada de estevia. Está formado por aproximadamente un 99% de eritritol y solo una cantidad minúscula de estevia. Esto lo descubrieron por casualidad investigadores del Departamento de Biodiversidad Terrestre y Ciencias Medioambientales de la Universidad de Drexel, en Pensilvania.

Lo curioso es que este extraordinario descubrimiento fue fruto de la iniciativa de un alumno de sexto curso. Pocas veces un escolar ha conseguido que su proyecto de ciencias aparezca en una de las principales publicaciones científicas, pero eso es lo que le sucedió a Simon Kaschock-Marenda, de tan solo doce años. El padre de Simon, el doctor Daniel Marenda, es neurobiólogo en la Universidad de Drexel. Simon le propuso a su padre una curiosa idea que se le había ocurrido para su proyecto de ciencias de sexto curso. Quería alimentar a un grupo de moscas con diferentes tipos de azúcares y sustitutos del azúcar para ver cómo reaccionaban a esta alimentación.

Simon y su padre compraron varios edulcorantes en el supermercado local para probarlos. Uno de ellos era Truvia. Mezclaron los edulcorantes con comida, pusieron cada uno de ellos en un recipiente distinto con moscas de la fruta y esperaron pacientemente. Al final de la semana, Simon observó que todas las moscas del recipiente con Truvia habían muerto, mientras que las que tomaban los otros edulcorantes seguían vivas.

Pensando que había habido algún tipo de error, repitieron el experimento y volvieron a obtener exactamente los mismos resultados. Las moscas alimentadas con comida endulzada con Truvia solo sobrevivieron durante seis días, mientras que las que tomaban azúcar de mesa vivieron sesenta días. El doctor Marenda, viendo que su hijo había encontrado algo, trasladó el estudio de su casa a su laboratorio, llamó a otros investigadores para que lo ayudaran e inició un estudio formal.

Los investigadores formaron varios grupos de moscas de la fruta y alimentaron a cada uno de ellos con uno de los siguientes productos: sacarosa, sirope de maíz, Truvia, Pure-Via, Splenda (sucralosa), Equal (aspartamo y acesulfamo K), y Sweet'N Low (sacarina). Los insectos de todos los grupos, excepto uno, vivieron hasta alcanzar lo que se considera su esperanza de vida normal en un laboratorio, es decir, unos sesenta días. Los que habían tomado Truvia murieron en solo 5,8 días.

Los investigadores se preguntaban qué había en Truvia que pudiera reducir en casi un 90% la expectativa de vida de las moscas de la fruta. Hicieron pruebas con PureVia, otro producto de estevia, y las moscas vivieron casi tanto como las alimentadas con los demás edulcorantes, de manera que se descartó que la estevia fuera el agente tóxico (ver el gráfico de la página 158).

El primer ingrediente que aparece en la etiqueta de Truvia es eritritol. De manera que repitieron el experimento utilizando eritritol puro, y el resultado fue prácticamente idéntico al obtenido con Truvia. En realidad, las moscas que tomaron eritritol vivieron uno o dos días más que las que se alimentaban con Truvia (ver el gráfico de la página 159). Los investigadores descubrieron que Truvia estaba compuesta por eritritol casi en su totalidad.[1]

Truvia es el doble de dulce que el azúcar. Sin embargo, la rebiana (rebaudiósido A), la forma de estevia que se utiliza en esta marca, es doscientas veces más dulce que el azúcar. El eritritol es prácticamente igual de dulce que el azúcar. Haz cálculos y verás.

¿Cuánto eritritol tendrías que mezclar con rebaudiósido A para obtener un producto que es el doble de dulce que el azúcar? La respuesta es: 99% de eritritol y 1% de rebaudiósido A. Considerar a Truvia un edulcorante de estevia es publicidad engañosa.

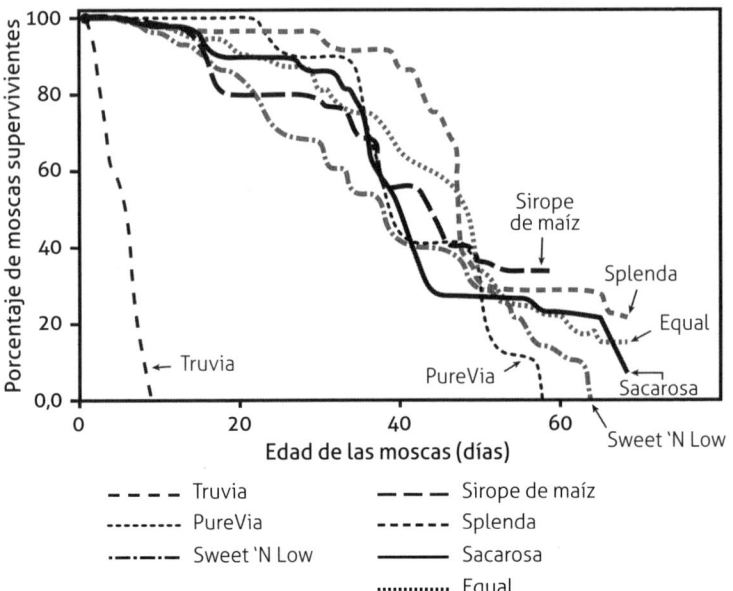

COMPARACIÓN DE EFECTOS DE LOS EDULCORANTES NO NUTRITIVOS

La razón por la que los fabricantes de Truvia la llaman estevia es evidente: para aprovecharse de la imagen de la estevia como una hierba sana y completamente inofensiva. Además, el eritritol es más fácil de producir y no tiene un regusto amargo; este es el motivo por el que Truvia no deja regusto, otra señal de que en realidad no es estevia. De hecho, cualquier marca que carezca de un regusto amargo o metálico probablemente contiene muy poca estevia. Muchas empresas compran estevia de Cargill y la vuelven a envasar con su propia marca, sin mencionar el nombre comercial Truvia. Mira la etiqueta de ingredientes de estevia y si ves la combinación «Eritritol, estevia y sabores naturales», en ese orden, probablemente sea Truvia.

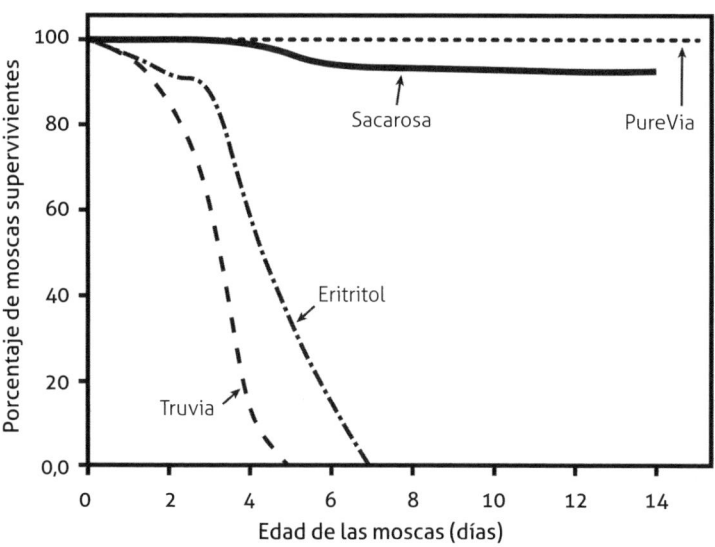

CONFIRMACIÓN DE LOS COMPONENTES ACTIVOS

Bueno, quizá pienses que el eritritol no es tan malo. Es solo un alcohol de azúcar con el dulzor de la sacarosa pero menos calorías. Sin embargo, precisamente por eso, tiene muchos de los inconvenientes de otros edulcorantes bajos en calorías... y algunos más. Como esta sustancia no se absorbe bien en el tubo digestivo, puede causar perturbaciones digestivas, gases, hinchazón de vientre y diarrea. El eritritol que contiene Truvia procede de una levadura alimentada con maltodextrina de maíz modificado genéticamente, lo que contradice la afirmación de Cargill de que Truvia es «natural». Lo único positivo que podría decirse acerca de Truvia es que es un insecticida excelente. Esa fue la conclusión a la que llegaron los investigadores de la Universidad de Drexel, y recomiendan usar como tal este producto. De manera que si alguna vez se te infesta de insectos el intestino, Truvia podría ser la solución.

La estevia es un edulcorante artificial

La verdad es que da igual que lo llames no nutritivo, cero calorías, sin calorías, bajo en calorías o artificial, todos estos son términos para describir sustitutos del azúcar que aportan el sabor dulce de esta sustancia sin las calorías.

A los publicistas les gusta denominar a la estevia edulcorante «natural» o «herbáceo» para distinguirlo de la competencia y proyectar una imagen sana y natural. Aunque, en realidad, esta sustancia no difiere de los demás edulcorantes artificiales.

El argumento de que no es artificial porque procede de una fuente natural podría aplicarse también al aspartamo, que está compuesto por dos aminoácidos (aspartato y fenilalamina) y un poco de alcohol, los cuales se producen de forma natural.

Y lo mismo se puede decir de la sucralosa, que es una combinación de azúcar y cloro (la sal de mesa común consiste en una molécula de cloro y una de sodio; los químicos lo llaman cloruro sódico). Se podría objetar que el azúcar es un producto altamente refinado. Pero otro tanto sucede con la estevia: los edulcorantes de estevia consisten en glucósidos de esteviol que son altamente elaborados, refinados y purificados, igual que el azúcar y el cloro.

Desde luego, la estevia no es más natural que cualquier otro edulcorante artificial. Nunca encontrarás en la naturaleza esteviósido o rebaudiósido A; no se obtienen de manera natural. Por lo tanto, los edulcorantes de estevia que consisten en glucósidos de esteviol depurados se producen en fábricas, como el resto de los edulcorantes artificiales. Es más, la misma FDA afirma que los glucósidos de esteviol «no son estevia» y que el edulcorante estevia no es una hierba. Es una sustancia depurada químicamente.

Los edulcorantes artificiales son muy diferentes en cuanto a composición química, pero su efecto sobre el organismo es parecido. Hay cuatro características que todos los edulcorantes artificiales tienen en común:

1. La forma en la que se comercializa no es la forma en la que se da en la naturaleza.
2. Su dulzor es muy intenso, por lo general cien veces más dulce que la sacarosa (azúcar de mesa).
3. No aportan una cantidad significativa de calorías.
4. No son perjudiciales ni se aprecian sus efectos negativos inmediatamente, pero con el uso repetido causan cambios en el metabolismo de la glucosa, fomentan la resistencia a la insulina y el aumento de peso, hacen que el metabolismo se vuelva más lento, inician la inflamación, alteran la microbiota del intestino y el entorno intestinal y bloquean la formación de cuerpos cetónicos, todo lo cual puede llevar a una enfermedad degenerativa crónica.

Como la estevia comparte todas estas características con los otros edulcorantes artificiales, debería clasificarse como uno de ellos.

Definitivamente no hay que clasificarla como un producto natural o a base de hierbas. Deberíamos dejar de llamarla edulcorante herbáceo y empezar a considerarla como lo que de verdad es: un edulcorante artificial.

Un regusto amargo

Otra característica que la estevia comparte con algunos, aunque no todos, los edulcorantes sintéticos es un regusto amargo. De hecho, es muy conocida por el sabor amargo que deja en la boca, y a mucha gente no le gusta usarla precisamente por esa razón.[2] Si una marca de edulcorante de estevia carece de ese regusto característico, no es porque el fabricante tenga una técnica secreta de elaboración, ni porque haya cultivado la estevia en terrenos orgánicos especiales (como les he oído decir a algunos promotores); lo único que esto significa es que ha sido intensamente diluida con otros edulcorantes y agentes de carga, y que no son glucósidos puros de esteviol. El acesulfamo K, el ciclamato y la sacarina también tienen un regusto amargo peculiar, y por este motivo se suelen combinar con otros edulcorantes. Combinar edulcorantes potencia la dulzura al tiempo que suaviza el regusto amargo.

La mayoría de los compuestos tóxicos que pueden encontrarse en la naturaleza son amargos. Durante mucho tiempo los científicos han creído que la capacidad de sentir el sabor amargo se creó a través de la evolución como un mecanismo de defensa para detectar las sustancias venenosas de las plantas y las toxinas bacterianas de los alimentos echados a perder. Hay buenas evidencias científicas para apoyar esta hipótesis.[3] Aunque en la naturaleza existen sustancias amargas que no son realmente peligrosas, nuestro instinto natural cuando comemos algo amargo es escupirlo o dejar de comerlo. Si lo tragamos, los receptores del gusto de nuestro aparato digestivo lo detectan y pueden iniciar una serie de reacciones que nos protege del daño, como activar una respuesta inmunitaria o producir vómitos, diarrea o malestar digestivo.

Puede que esta sea una de las razones por las que los edulcorantes artificiales suelen causar malestar digestivo.

También tenemos receptores en los senos nasales que pueden detectar secreciones amargas de bacterias que podrían ser perjudiciales. La activación de estos receptores provoca una respuesta inmunitaria defensiva contra los organismos patógenos inhalados.[4]

El gusto amargo en nuestras bocas es una advertencia universal natural para que dejemos de comer. La mera presencia del regusto amargo asociado con la estevia nos avisa de que no deberíamos ingerirla.

¿DE DÓNDE VIENE LA ESTEVIA?

Si te has creído la historia de que la estevia es originaria de las selvas de Paraguay, te vas a llevar una sorpresa. Muchas marcas de estevia anuncian que procede de Paraguay o Brasil, presentando la imagen de que el producto viene del interior de las selvas de Sudamérica, como una hierba medicinal exótica cultivada por los habitantes de las aldeas. Nada puede estar más lejos de la realidad. La estevia se cultiva comercialmente en Centroamérica, Corea, Paraguay, Brasil, Tailandia, y, sobre todo, China. La mayor parte de esta planta se cultiva en inmensas fincas comerciales y se elabora en fábricas modernas que refinan y depuran el extracto hasta obtener glucósidos de esteviol puros y cristalinos. Alrededor del 85% de todos los edulcorantes de estevia que ves en las tiendas y en Internet procede de China. Los mayores vendedores de estevia del mundo (es decir, Cargill, Merisant, etc.) la importan de ese país. La mayor parte de las marcas que se venden en las tiendas de alimentos naturales, como Now y KAL, también vienen de allí. Incluso si una marca anuncia que su estevia se *cultiva* en Paraguay, la planta se suele enviar a China para su elaboración. Normalmente esto último no lo cuentan.

Los trabajadores (quizá sería más exacto llamarlos esclavos) reciben sueldos de miseria y se emplean agentes de extracción baratos (y cuestionables), con un desprecio flagrante hacia el medioambiente y causando una tremenda contaminación, todo lo cual hace que en China se abaraten los costes de fabricación de la estevia, incluso aún más que si se produjera en Sudamérica. Las empresas de alimentos y suplementos acuden en masa a este país asiático para conseguir sus productos contaminados pero económicos. Esto no sería un problema tan grande si los trabajadores recibieran unos salarios justos y si los fabricantes no introdujeran a menudo sustancias químicas tóxicas en el proceso de elaboración ni adulteraran los productos con agentes de carga más baratos, como es sabido que suelen hacer.

Da miedo pensar en los desastrosos antecedentes de China en lo referente a la pureza y seguridad de sus productos. He visto muchas noticias terribles sobre alimentos y medicamentos procedentes de este país que fueron adulterados con aditivos baratos y, en ocasiones, letales (que no aparecen en la lista de ingredientes) o elaborados con sustancias químicas tóxicas que dejan residuos en los productos y que ocasionan problemas graves de salud.

Un ejemplo al que se dio bastante publicidad fue el desastre de Menu Foods de 2007. Las exigencias de la Organización de la Sociedad Norteamericana de Control Alimentario requieren que los alimentos comerciales para mascotas contengan determinada cantidad de proteínas y de otros nutrientes. Para comprobar que los productos alimenticios cumplen estas exigencias no se evalúa directamente su contenido de proteínas sino que este se calcula basándose en el contenido de nitrógeno. La proteína contiene aproximadamente un 16% de nitrógeno en peso; así que se miden los niveles de nitrógeno de los alimentos para mascotas para determinar (o estimar) la cantidad de proteínas incluidas en ellos. Desgraciadamente, hay otras sustancias que contienen nitrógeno que pueden pasar por proteínas en estas pruebas.

Menu Foods, una empresa productora de comida para perros que surte a la mayoría de las marcas comerciales de alimentos para mascotas, importó proteína de trigo (gluten) de China contaminada con la sustancia química melamina. La melamina contiene un 67% de nitrógeno. El aspecto de la harina de trigo y el del gluten de trigo son casi idénticos, y es fácil confundirlos. El proveedor chino mezcló harina de trigo barata baja en proteínas con melamina para producir una lectura de nitrógeno que hiciera pasar esa harina por gluten —la harina de trigo es mucho más barata que el gluten de trigo—. El análisis de nitrógeno no habría mostrado ningún error. Si no hubiera sido por un fallo del proveedor chino, nadie se habría dado cuenta. El problema es que la melamina es tóxica. Esta harina de trigo adulterada se utilizó en la fabricación de cientos de productos alimenticios para mascotas. Estos alimentos contaminados se vendieron a lo largo y ancho de Estados Unidos, dando lugar a un gran número de enfermedades y muertes de perros y gatos. Se retiraron de la venta más de doscientos sesenta productos alimenticios para perros y gatos, además de para caballos, peces y reptiles. Si no hubiera sido por todas estas muertes, probablemente nadie se habría dado cuenta de que estos productos para animales domésticos carecían de proteínas y habrían seguido vendiéndose durante años a dueños de mascotas que no sospechaban nada. Con el tiempo la falta de proteínas provocaría una deficiencia proteica a los animales, que terminarían enfermando y muriendo. Casos como estos nos hacen preguntarnos qué otros ingredientes o productos procedentes de China están elaborados con ingredientes más baratos y seguramente tóxicos.

En agosto de 2008 los ejecutivos de la empresa neozelandesa Fonterra Group, el mayor exportador e importador mundial de productos lácteos, se reunieron con sus socios comerciales en la sede de Sanlu Group, el mayor productor de leche en polvo de China. Los ejecutivos de Fonterra estaban profundamente preocupados. Recientemente habían descubierto melamina, la misma sustancia química que causó enfermedades y muerte a animales domésticos en todo Estados Unidos, en su leche en polvo para bebés.

Los análisis gubernamentales realizados durante las semanas siguientes descubrieron que el problema no se limitaba a Sanlu. Los productos de, al menos, veinte empresas de lácteos del país estaban contaminados con melamina. Se culpó por ello, ante todo, a los productores lácteos. Para mantener los costes bajos, vendían leche rebajada con agua a la que añadían melamina para aumentar el nivel de proteínas y poder pasar así los controles. A su vez, los productores de leche culparon a los operarios de miles de centros de recolección de leche repartidos por todo el país, que compraban la leche cruda sin apenas tener en cuenta la supervisión reglamentaria.

Se comunicó que tras beber la leche contaminada cincuenta y cuatro mil bebés y niños chinos enfermaron y algunos de ellos fallecieron. Y lo que agravaba aún más las cosas es que esta sustancia apareció incluso en los dulces más famosos de China, White Rabbit, que también se venden en otros países. Además, se descubrió melamina en productos de empresas internacionales como Cadbury, Nestlé y Unilever.

Cuando Fonterra Group se reunió con sus socios comerciales chinos, faltaban apenas unos días para el comienzo de las Olimpiadas de Pekín, y las autoridades se mostraban extremadamente sensibles a cualquier asunto que pudiera manchar la imagen del país. Durante las cinco semanas siguientes Fonterra libró una dura batalla con sus socios chinos con respecto a lo que debían hacer. La empresa neozelandesa quería anunciar públicamente los hechos y detener la venta y distribución del producto contaminado, pero el gobierno chino no estaba dispuesto a permitirlo, por lo menos hasta que terminaran las olimpiadas. De manera que esperaron. Mientras tanto, miles de niños enfermaron y tuvieron que ser hospitalizados y se siguieron enviando productos contaminados a otros países. Las vidas no importaban, el país tenía que salvar su imagen. El gobierno ordenó que no debía permitirse nada que afectara negativamente a los juegos olímpicos y se amenazó duramente a los ejecutivos de Fonterra y Sanlu para que guardaran silencio.

Al final, Fonterra pidió ayuda al gobierno de Nueva Zelanda para intentar solucionar las cosas de una manera diplomática. A las dos semanas de que terminaran las olimpiadas, y algo más de cinco semanas después de que Fonterra abordara por primera vez estos problemas, el gobierno chino actuó como si de repente acabara de enterarse de lo que estaba sucediendo. Ordenó la retirada de los productos y el arresto de los productores lácteos, los dirigentes de Sanlu y cualquier persona que pudiera estar relacionada, todo esto como una demostración de su preocupación por la seguridad pública.

Tan pronto como saltaron las noticias, el gobierno chino ordenó que los medios reprodujeran únicamente los informes generados por las organizaciones de prensa oficiales. Se borraron de la red artículos sobre este incidente que ya se habían publicado. Una empresa láctea que no tenía relación con el escándalo reveló que el gobierno les había ordenado a todos que no hablaran con ningún representante de los medios de comunicación.

Parece que en China la corrupción y el fraude campan a sus anchas. Los bollitos al vapor rellenos de carne son una comida china muy popular. Los bollos se rellenan con cerdo, pero la carne es cara y el cartón no. Fabricantes sin escrúpulos remojan cartón en sustancias químicas para ablandarlos, luego los mezclan con grasa de cerdo y especias y lo usan como relleno para los bollos. ¡Qué rico! Si ya de por sí es nocivo comer cartón, ¡imagínate lo perjudicial que puede ser para la salud después de remojarlo en esas sustancias químicas!

Las ratas abundan en China, así que ¿por qué no incluirlas en los alimentos? Lo hacen, naturalmente, sin decírselo a los clientes. Hacen pasar la carne de rata por ternera. Además, hay informes que aseguran que es habitual utilizar sustancias químicas prohibidas al elaborar la carne e inyectarle agua para aumentar su peso.

En 2010, se descubrió que hasta cincuenta fábricas del sur de China confeccionaban fideos de arroz a partir de granos podridos y utilizando saborizantes posiblemente tóxicos. Se cree que estas fábricas elaboraban diariamente unas quinientas mil toneladas de fideos de ínfima calidad antes de que el fraude saliera a la luz.

El arroz es la base de la alimentación en China. Se come a diario. Como si ya no fuera lo suficientemente barato, ahora tienen un arroz hecho con una mezcla de patatas y plástico. Se dice que comer tres cuencos de este arroz artificial sería el equivalente a comerse una bolsa de plástico. El arroz de plástico se parece mucho al natural, de manera que no es fácil distinguirlo. Según un informante, al cocinar este falso arroz en una sopa se formará una capa fina de plástico en la superficie. Se tienen noticias de que se exporta a otros países asiáticos como Vietnam, Singapur, Indonesia e India.

Aunque la mayoría de estos alimentos adulterados se consumen en China, ¿quién sabe cuántos de ellos habrán sido exportados a otros países?

China es el país número uno del mundo en falsificaciones. Prácticamente está garantizado que cualquier producto manufacturado en Estados Unidos o Europa que tenga algún potencial de ventas termina falsificándose allí. Hay falsificaciones de Splenda que se venden en el extranjero. ¿Quién sabe lo que de verdad contienen esos productos falsos de Splenda? Con la estevia podría estar sucediendo lo mismo.

¿Qué hay de la certificación orgánica? ¿No garantiza esto la calidad de un producto? En absoluto. Incluso las marcas orgánicas de estevia están bajo sospecha. He visto granjas en Asia que aseguran ser orgánicas y tienen un certificado que lo prueba; sin embargo, no consiguieron el certificado a través de un certificador orgánico, sencillamente compraron una copia. Lo único que se necesita es que una empresa obtenga la certificación orgánica; luego hace copias y las vende a otras granjas y fábricas para que ellas también puedan reclamar su estatus orgánico. Esta es una práctica habitual en algunos países de Asia. Después de todo, si son capaces de poner sustancias químicas como la melamina en los alimentos, ¿quién va a impedirles introducir ingredientes no orgánicos en productos etiquetados como orgánicos?

Capítulo 9
LOS EDULCORANTES ARTIFICIALES

SACARINA

La sacarina, la abuela de todos los edulcorantes, fue descubierta accidentalmente en 1879 por Constantin Fahlberg, un químico estadounidense de ascendencia alemana que trabajaba en derivados del alquitrán en la Universidad de Johns Hopkins. Fahlberg buscaba un conservante alimentario cuando se tropezó con este compuesto extremadamente dulce.

Una noche, estaba tan concentrado en su trabajo de laboratorio que no se acordó de cenar hasta bastante tarde. Cuando vio la hora que era, salió corriendo a comer sin ni siquiera lavarse antes las manos. Se sentó a cenar, partió un trozo de pan y se lo llevó a la boca. Sabía increíblemente dulce. Se enjuagó la boca con agua y se secó el bigote con una servilleta, y entonces se dio cuenta, sorprendido, de que la servilleta sabía más dulce que el pan. Estaba desconcertado. Tomó un sorbo de agua, y notó que el vaso tenía un sabor a sirope dulce por donde lo había tocado. Pasó la lengua por la punta de su pulgar y comprobó que su dulzor sobrepasaba el de cualquier dulce que hubiera probado en su vida. Al comprender que el dulzor debía de venir de alguno de los derivados del alquitrán con los que estaba trabajando, dejó la comida y volvió apresuradamente al laboratorio. Una vez allí probó entusiasmado el contenido de cada una de las probetas de la mesa hasta que descubrió el que tenía el sabor dulce. Por suerte, ninguna de las probetas contenía un líquido tóxico.

En 1884, cuando trabajaba por su cuenta en Nueva York, Fahlberg presentó solicitudes de patentes en varios países y llamó a la sustancia *sacarina*, por el término *sacárido*, que deriva de la palabra *azúcar* en griego. Dos años después comenzó a producir el nuevo edulcorante en un suburbio de Magdehurg, en Alemania.

La sacarina es termoestable y no reacciona químicamente con otros ingredientes alimentarios, lo que la convierte en un buen ingrediente para las bebidas y las comidas preparadas. Esta sustancia atraviesa el sistema digestivo sin ser digerida ni aportar calorías. Es unas trescientas veces más dulce que la sacarosa (azúcar de mesa), con un regusto amargo o metálico, especialmente en grandes concentraciones. Para reducir ese regusto amargo, la sacarina suele combinarse con otros edulcorantes. Una mezcla de ciclamato y sacarina en una proporción de 10:1 es habitual en los países donde ambos edulcorantes están permitidos. Esta mezcla da lugar a un polvo más endulzante con menos de ese regusto desagradable que ambos tienen por separado. La sacarina se suele usar con el aspartamo en bebidas *light* a granel, ya que permite que la bebida mantenga su dulzor si esta se almacena durante más tiempo del periodo de caducidad relativamente corto del aspartamo.

En la época en que apareció la sacarina se usaba como un sustituto barato del azúcar en la fabricación de alimentos, pero por lo general la gente no la aceptaba bien; a muchos no les gustaba su regusto amargo. Algunos científicos expresaron sus reservas en lo referente al uso del edulcorante artificial, ya que no se había examinado aún adecuadamente para evaluar su seguridad. En 1907, Harvey Wiley, el director del departamento de química de la FDA, la consideró inferior al azúcar y quiso prohibirla, al menos hasta que se llevaran a cabo más estudios para probar su seguridad. Sin embargo, el racionamiento de azúcar durante la primera guerra mundial y, más tarde, durante la segunda, impulsó las ventas de sacarina.

Los estudios realizados con animales de 1948 a 1949 por científicos de la FDA advirtieron por primera vez de que la sacarina podría causar cáncer y enfermedades renales.[1] En 1958, el Congreso estadounidense modificó la Ley de Alimento, Medicamentos y Cosméticos de 1938 con la cláusula Delaney para exigir que la FDA no aprobara sustancias que inducían el cáncer en seres humanos o animales. Estudios publicados a principios de la pasada década de los setenta demostraron que existía un vínculo entre la sacarina y el cáncer de vejiga en ratas y ratones.[2] Como consecuencia de esto, Canadá y otros países prohibieron por completo el edulcorante. La FDA propuso su prohibición en 1977. Sin embargo, para entonces los diabéticos y las personas que estaban a dieta llevaban muchos años usándola. El Consejo para el Control de Calorías, que representa a las empresas dedicadas a los alimentos y bebidas bajos en calorías, inició una campaña para animar a los consumidores a protestar contra la prohibición. La campaña logró su propósito y los ciudadanos protestaron, porque por aquel entonces no existía ningún otro sustituto del azúcar. Ante la presión pública, el Congreso cedió y aprobó una moratoria de la prohibición, aunque exigió que se siguiera estudiando la seguridad del edulcorante. Mientras tanto, se permitía que la sacarina continuara en el mercado siempre que llevara una etiqueta con la siguiente advertencia: «El uso de este producto puede ser peligroso para su salud. Este producto contiene sacarina, que se ha demostrado que causa cáncer en animales de laboratorio».

Durante las dos décadas siguientes las empresas de alimentación lucharon por eliminar la etiqueta con la advertencia sobre el cáncer. Se publicaron varios estudios que no lograron establecer ningún vínculo claro entre la sacarina y el cáncer en los seres humanos y en los animales, con la excepción de los roedores macho. La razón que se esgrimió entonces fue que solo los machos de las ratas eran vulnerables a esta sustancia porque tienen una combinación única de pH elevado, fosfato cálcico alto y niveles elevados de proteína en su orina. Una o más de las proteínas predominantes en las ratas macho se combinan con el fosfato cálcico y la sacarina para formar microcristales agudos que dañan el recubrimiento de la vejiga. Con el tiempo la vejiga de la rata reacciona produciendo un exceso de células para reparar el daño, lo que lleva a la formación de un tumor. Como esto no ocurre en los seres humanos, se aseguró que no corremos el riesgo de desarrollar cáncer de vejiga por consumir sacarina.

El Consejo para el Control de Calorías pidió al gobierno que revocara la etiqueta de advertencia y sacara a este edulcorante de su lista de sustancias químicas cancerígenas. Varios científicos se opusieron a esto. Sin embargo, a pesar de sus protestas, la sacarina fue retirada de la lista de cancerígenos. En una carta conjunta, un grupo de científicos explicó al Programa Nacional de Toxicología (NTP, por sus siglas en inglés), un departamento del Instituto Nacional de Ciencias de Salud Ambiental, que declarar que la sacarina era segura «haría que decenas de millones de personas, entre ellas niños (y desde luego, fetos), sufrieran una gran exposición a esta sustancia probablemente carcinógena. Aunque la sacarina fuera solo ligeramente carcinógena, este aditivo innecesario supondría un riesgo intolerable para la sociedad».

El doctor Samuel Epstein, que es profesor de medicina medioambiental en la Facultad de Salud Pública del Centro de Medicina de la Universidad de Illinois y uno de los firmantes de la carta al NTP, manifestó: «A la luz de los numerosos estudios con animales y seres humanos que demuestran claramente que la sacarina es carcinógena, es sorprendente que el NTP haya llegado incluso a plantearse retirarla de la lista.

En su carta al NTP los científicos describieron varios estudios con roedores que demostraban que la sacarina causaba cáncer de vejiga, útero, piel, pulmones y otros órganos y que fomentaba la enfermedad renal crónica. Se descubrieron tumores de vejiga tanto en las ratas macho como en las hembras, lo que desacreditaba el argumento más fuerte para defender la presunta seguridad de la sacarina, es decir, que solo las ratas macho eran susceptibles de desarrollarlo. Además de esto, citaban seis estudios con seres humanos, entre ellos una amplia investigación del Instituto Nacional del Cáncer, que revelaron que existía una relación entre el cáncer de vejiga y el consumo excesivo de sacarina.[3]

Pese a la oposición de los científicos, el 21 de diciembre de 2000 se retiró la etiqueta de advertencia en Estados Unidos. Al poco tiempo, muchos países que habían prohibido la sacarina levantaron también sus prohibiciones. Hasta la fecha no se ha demostrado que la sacarina sea completamente segura. Solo porque algunos estudios no la vinculen con el cáncer no significa que dejen sin valor a aquellos que sí establecen un vínculo.

La mayoría de los estudios de seguridad en realidad no son esfuerzos para determinar si un edulcorante es seguro, sino para ver si es tóxico o carcinógeno. Si el estudio no encuentra toxicidad grave, el edulcorante es declarado seguro. Sin embargo, una falta de toxicidad grave no significa seguro ni saludable. El azúcar no se considera tóxico, pero consumirlo en grandes cantidades durante mucho tiempo puede provocar una serie de problemas de salud. Lo mismo se puede decir sobre los edulcorantes artificiales. Se realizan muy pocos estudios a largo plazo y en general se centran en determinar la carcinogeneidad; en cambio se ignoran o se pasan por alto consecuencias más sutiles para la salud, entre ellas la disfunción de órganos como el hígado, los riñones, el cerebro o el bazo que no es inmediatamente apreciable. Y si un investigador no está buscando con atención un problema específico, este puede pasar inadvertido.

Ciclamato

El ciclamato es, después de la sacarina, el segundo edulcorante artificial más antiguo. Fue descubierto en el año 1937 por Michael Sveda, un estudiante graduado que hacía su doctorado en la Universidad de Illinois. Sveda estaba en el laboratorio trabajando en la síntesis de un medicamento contra la fiebre. Dejó un momento su cigarrillo sobre la mesa del laboratorio y cuando volvió a llevárselo a la boca, sintió un sabor dulce.

Comprendió enseguida que el dulzor venía de una de las soluciones químicas en las que estaba trabajando. Probó los contenidos de cada una de las probetas que tenía delante de él para encontrar la que sabía dulce. En esa época el único sustituto del azúcar disponible era la sacarina, pero tenía un regusto amargo y el mercado reclamaba un edulcorante más dulce. Con el tiempo, Sveda terminaría solicitando una patente para el nuevo edulcorante, que llamó ciclamato sódico.

Dicha patente fue comprada por DuPont y más tarde vendida a los laboratorios Abbott, que llevaron a cabo los estudios requeridos para recibir la aprobación de la FDA. Abbot pretendía usar el ciclamato para ocultar el amargor de ciertos fármacos como los antibióticos y el pentobarbital. En 1958 la FDA le otorgó el estatus de generalmente reconocido como seguro o GRAS. Para entonces la obesidad ya se estaba convirtiendo en un problema, y Abbott empezó a hacer propaganda del ciclamato presentándolo como un edulcorante bajo en calorías en lugar de como una alternativa más económica que el azúcar.

El ciclamato es tan solo treinta veces más dulce que el azúcar y mucho menos que la sacarina; de hecho, es el menos dulce de todos los edulcorantes artificiales. Se comercializó en forma de comprimidos y también en líquido para ser usado por los diabéticos como un edulcorante alternativo de mesa. Al ser termoestable, es adecuado para cocinar y hornear alimentos.

Como la sacarina, el ciclamato deja un regusto amargo. Sin embargo, al mezclar diez partes de ciclamato con una parte de sacarina se obtiene un producto sin apenas ese regusto. Ese producto se comercializó con el nombre Sweet'N Low. A finales de la pasada década de los sesenta se consumían grandes cantidades de ciclamato en Estados Unidos en productos que van desde los refrescos hasta los aderezos para las ensaladas.

Su declive comenzó en 1966 cuando un estudio demostró que las bacterias intestinales podían convertir el edulcorante en ciclohexilamina, un compuesto tóxico. La ciclohexilamina es tóxica cuando se digiere o inhala, y puede ser mortal. Se usaba para fabricar el herbicida hexazinona. Este descubrimiento impulsó una serie de estudios realizados con ratas con el fin de determinar sus riesgos para la salud. Uno de ellos, de 1969, descubrió que la mezcla de ciclamato y sacarina en su proporción habitual de 10:1 causaba cáncer de vejiga en las ratas. En 1970 la FDA revocó la designación del estatus GRAS del ciclamato y prohibió su uso en todos los alimentos y fármacos en Estados Unidos.

Los gobiernos de Canadá y el Reino Unido adoptaron la misma medida, pero en lugar de una prohibición total limitaron su uso al de edulcorante de mesa. Otros países prohibieron el producto o restringieron su uso. Los edulcorantes Sweet'N-Low y Sugar Twin que se venden en Estados Unidos están hechos a base de sacarina, pero en Canadá, donde la sacarina fue prohibida hasta 2014, ambos se fabrican con ciclamato.

Lo mismo que sucedió con la sacarina, el sector alimentario trató de absolver al ciclamato de cualquier acusación financiando estudios que probaran que era inofensivo o al menos no carcinógeno. Hasta el momento no lo han conseguido. Se publicaron unas cuantas investigaciones, pero ninguna ha sido convincente. Por ejemplo, en 2000 apareció un informe que describía los resultados de un experimento de veinticuatro años de duración en el que dieciséis simios recibieron una alimentación normal y otros veintiuno recibieron bien 100 o bien 500 miligramos por kilo de ciclamato al día; la dosis baja corresponde a la cantidad de edulcorante que se encuentra en unas seis latas de una bebida *light* y la dosis superior corresponde a unas treinta latas. Dos de los monos que tomaban la dosis superior y uno de los que tomaban la dosis inferior desarrollaron un cáncer maligno, aunque los tres diferentes; además, se descubrieron tres tumores benignos. Los autores llegaron a la conclusión de que el ciclamato no era carcinógeno porque los cánceres eran todos distintos y no había manera de establecer un vínculo entre esta sustancia y cada uno de ellos; se ha cuestionado esta interpretación de los resultados. Si el ciclamato causa cáncer, aunque sea solo en unos pocos sujetos, no importa de qué tipo de cáncer se trata.

El ciclamato no tiene ninguna ventaja sobre los demás edulcorantes artificiales, y es mucho menos dulce. Como la protección de las patentes para los demás productos que compiten con él (sacarina, aspartamo y acesulfamo K) ha expirado, lo que permite que cualquier empresa con recursos pueda producir y vender estos productos, hay poca motivación para luchar por eliminar la prohibición del ciclamato. No es probable que en un futuro próximo se levanten las restricciones sobre este edulcorante.

Acesulfamo potásico

El acesulfamo potásico figura en la etiqueta de ingredientes de algunos alimentos como acesulfamo potásico, acesulfamo K o Ace K (K es el símbolo químico del potasio), y se comercializa bajo las marcas Sunett y Sweet One. Tras su ingestión, el acesulfamo K se absorbe por completo y luego es rápidamente eliminado en la orina sin aportar calorías. Es doscientas veces más dulce que la sacarosa y exactamente igual que el aspartamo. Como otros edulcorantes artificiales, tiene un regusto amargo; a menudo se mezcla con sucralosa o aspartamo para diluirlo. Al contrario que el aspartamo, el acesulfamo K es termoestable y por eso no pierde su dulzor al calentarse; esto permite que pueda usarse como aditivo alimentario para hornear y en las comidas preparadas y empaquetadas.

Como la sacarina y el ciclamato, el acesulfamo K fue descubierto por casualidad. El descubrimiento se llevó a cabo en 1967 cuando Karl Clauss, un químico que trabajaba para la empresa alemana Hoechst Chemical Company, se humedeció un dedo con la lengua para recoger un trozo de papel y notó un sabor dulce. Comprendió que el dulzor venía de los residuos de la sustancia química con la que estaba trabajando. Inmediatamente se dio cuenta del potencial comercial de este descubrimiento y, a partir de ahí, pasó varios años realizando las investigaciones y pruebas necesarias para conseguir que el producto fuera aprobado como sustituto del azúcar.

De entre todos los edulcorantes artificiales, el acesulfamo K es el que ha recibido la investigación menos rigurosa sobre seguridad. Los exámenes realizados por Hoechst en los años setenta fueron criticados por sus fallos de diseño y ejecución. No se usaron suficientes ratones para que los resultados pudieran ser significativos, las dosis fueron muy bajas y la duración de los estudios demasiado corta para poder evaluar realmente la seguridad. Cuando aparecieron tumores, se ignoró este hecho considerándolo no relevante.

Para agravar todavía más el asunto, el acesulfamo K con frecuencia estaba contaminado con cloruro de metileno, un disolvente carcinógeno que se usa para limpiar los materiales de producción. Muchos de los primeros estudios establecían un vínculo entre el edulcorante y múltiples cánceres en animales de laboratorio, que podían haber sido causados o no por el cloruro de metileno, o al menos agravados por esta sustancia.

Incluso sin la contaminación de cloruro de metileno ha habido dudas sobre los posibles efectos carcinógenos de este edulcorante. Aunque los estudios a corto plazo no han mostrado ninguna señal de carcinogeneidad, algunos a largo plazo sí lo han hecho.[4] Estos estudios suelen descartarse porque las dosis son muy superiores a las que consumiría cualquier persona.

Pese a estas dudas, el acesulfamo K fue aprobado para su uso en Europa en 1983. En Estados Unidos, la FDA aprobó su uso limitado en 1988, para utilizarlo en la fabricación de refrescos en 1998 y para su uso general en 2003.

Desde entonces, nuevas investigaciones han descubierto otros problemas. Aunque el acesulfamo K tiene un periodo de caducidad estable, puede deteriorarse hasta producir acetoacetamida, y esto es preocupante porque se trata de una sustancia tóxica. Un estudio de 2008 descubrió que el acesulfamo K causa daños en el ADN.[5] Otro posible problema es que puede llegar a los hijos a través de la placenta y las glándulas mamarias.[6] Un estudio realizado con veinte mujeres en periodo de lactancia, de las cuales catorce estaban utilizando edulcorantes artificiales, descubrió que el acesulfamo K era el edulcorante artificial que solía aparecer más en la leche materna. La leche materna de trece de estas mujeres, entre ellas algunas que afirmaron que no tomaban edulcorantes artificiales, contenía acesulfamo K. Aparentemente las que no lo tomaron intencionalmente seguían estando expuestas a ellos como parte de los ingredientes de alimentos envasados. Se desconoce cómo afecta el acesulfamo K a los niños pequeños, pero sería razonable que las mujeres embarazadas y las que están dando el pecho se esforzaran por evitar este y otros edulcorantes artificiales.

Aunque la carcinogeneidad parece ser uno de los focos principales de las investigaciones sobre edulcorantes artificiales, lo cierto es que no es la única preocupación. La mayoría de los estudios son demasiado breves para demostrar los efectos del uso a largo plazo. Se espera que quienes consumen edulcorantes artificiales lo hagan de por vida, durante un periodo de muchos años, pero hay pocos estudios de larga duración. Uno de cuarenta semanas mostraba un efecto moderado sobre la función neurometabólica, sugiriendo que el uso crónico de acesulfamo K podría alterar el funcionamiento cerebral y dañar la capacidad de aprendizaje.[7] La cantidad de acesulfamo K dada a los animales de laboratorio fue la equivalente a la que habría consumido normalmente un ser humano. Los ratones tratados tardaron solo diez meses en mostrar alteraciones del funcionamiento cerebral que daban lugar a una memoria y una capacidad de aprendizaje reducidas en comparación con las de los ratones no tratados. Si esto es así, ¿qué efecto tendría en personas que lo consumen diariamente durante diez, veinte o más años? ¿Y qué efecto tendría en el cerebro de un feto o de un niño lactante con una madre que consume el edulcorante?

Aspartamo

El aspartamo fue sintetizado por primera vez en 1965 por James M. Schlatter, un químico que trabajaba G.D. Searle & Company. También fue descubierto por casualidad, lo mismo que los edulcorantes anteriores, en este caso mientras se intentaba desarrollar un nuevo medicamento contra las úlceras.

En 1981 la FDA aprobó el aspartamo como edulcorante de mesa y en 1996 como edulcorante para cualquier propósito. Varios países de Europa le dieron el visto bueno en los años ochenta, y en 1994 obtuvo la aprobación total de la Unión Europea.

En 1985, la empresa Monsanto compró G.D. Searle, y el aspartamo pasó a ser filial autónoma de Monsanto llamada NutraSweet Company. En 2000, J.W. Childs Equity Partners compró la empresa NutraSweet a Monsanto. La patente europea de aspartamo expiró en 1987 y la patente norteamericana, en 1992. Actualmente se vende bajo los nombres NutraSweet, Equal, Spoonful y Aminosweet.

El aspartamo es unas doscientas veces más dulce que el azúcar. Al contrario de lo que sucede con los anteriores edulcorantes sintéticos, el cuerpo descompone totalmente esta sustancia en sus compuestos individuales: aminoácidos (ácido aspártico y fenilalanina) y metanol (alcohol de madera). Aunque aporta unas 4 calorías por gramo al digerirlo, la cantidad de aspartamo necesaria para aportar un sabor dulce es tan pequeña que su contenido calórico es insignificante.

El aspartamo es el más polémico de todos los edulcorantes artificiales. Desde su aprobación, se le atribuyen más del 75% de las reacciones adversas comunicadas a la FDA. Se ha documentado que, como mínimo, hay noventa síntomas causados por el aspartamo, entre ellos dolores de cabeza/migrañas, mareo, convulsiones, náuseas, entumecimiento, calambres musculares, sarpullidos, depresión, cansancio, irritabilidad, insomnio, problemas de visión, pérdida de capacidad auditiva, palpitaciones cardiacas, dificultades para respirar, ataques de ansiedad, trastornos del lenguaje, pérdida del sabor, tinnitus, vértigo, pérdida de memoria, dolor de articulaciones, cáncer y aumento de peso. Aparte de todo esto puede provocar o agravar los tumores cerebrales, la esclerosis múltiple, la epilepsia, el síndrome de fatiga crónica, el parkinson, el alzheimer, la fibromialgia y la diabetes.

El aspartamo se descompone en aminoácidos al someterlo a temperaturas elevadas o en un pH alto (alcalino). Esto hace que no sea adecuado para hornear o cocinar. Pese a esta limitación, este edulcorante ha conseguido formar parte de seis mil productos. La mayoría de los refrescos tiene un pH entre 3 y 5, ligeramente ácido, en el que el aspartamo es razonablemente estable. En un pH 7 (neutro) se degrada muy rápidamente y puede perder su dulzor en cuestión de días. En los siropes que se usan para las bebidas a granel suele estar mezclado con edulcorantes más estables, como la sacarina.

Los tres productos derivados de la descomposición del aspartamo son tóxicos en dosis elevadas. Cuando la temperatura excede los 30 ºC, el metanol que contiene se convierte en formaldehído y luego en ácido fórmico, que a su vez causa acidosis metabólica. La toxicidad del metanol produce los mismos efectos que la esclerosis múltiple; por eso, a mucha gente pueden diagnosticarle erróneamente esa enfermedad neurológica.

La fenilalanina es un aminoácido esencial que debe estar presente en la alimentación, pero sus niveles elevados en la sangre pueden ocasionar lesiones cerebrales. Esto preocupa enormemente a quienes nacen con una enfermedad hereditaria llamada fenilcetonuria (PKU, por sus siglas en inglés). Estas personas no pueden metabolizar la fenilalanina, que tiende a acumularse hasta alcanzar niveles peligrosos en su cerebro. Esto significa que el aspartamo, debido a su contenido en fenilalanina, no es apto para quienes padecen PKU y, por consiguiente, se requiere una advertencia que lo indique en los productos que lo contienen. Se ha sugerido que algunos de los efectos secundarios del consumo de aspartamo pueden estar causados por un incremento repentino de los niveles de fenilalanina del cerebro, tanto si se sufre PKU como si no. El riesgo es especialmente elevado cuando el edulcorante se consume con alimentos ricos en hidratos de carbono. Los hidratos de carbono causan la liberación de insulina en el torrente sanguíneo, lo que a su vez facilita que la fenilalanina atraviese la barrera hematoencefálica.

El ácido aspártico, otro aminoácido, puede ser también tóxico para el cerebro en dosis elevadas. En esas dosis se transforma en excitotoxina, y se ha demostrado que causa lesiones cerebrales en los animales.[8]

En vista de los estudios que se realizan continuamente y que cuestionan la seguridad del aspartamo, muchos científicos están pidiendo a los organismos gubernamentales que reconsideren las regulaciones que permiten el uso amplio de este edulcorante para poder proteger mejor la salud pública. Por ejemplo, investigadores italianos del Centro de Investigación del Cáncer Cesare Maltoni añadieron aspartamo a la alimentación habitual de las ratas empleando dosis diseñadas para simular diferentes grados de consumo de esta sustancia en los seres humanos. Se sometió a observación a cada animal desde las ocho semanas de edad hasta su muerte. Esto difiere con los estudios anteriores que normalmente hacían un seguimiento de los animales durante solo ciento diez semanas o menos, lo que corresponde únicamente a dos tercios de la expectativa de vida de una rata (en los seres humanos aproximadamente el 80% de los diagnósticos de cáncer se hacen en el último tercio de la vida, después de los cincuenta y cinco años). Las ratas muertas fueron examinadas buscando cambios microscópicos en varios órganos y tejidos, lo que permitió una evaluación exhaustiva del potencial carcinogénico del aspartamo. En el estudio se emplearon mil ochocientos animales, muchos más que en estudios previos, lo que permitió resultados altamente significativos a nivel estadístico.

Las ratas que recibieron aspartamo mostraron evidencias significativas de linfoma/leucemia, carcinoma de la pelvis renal y de uréter y otros crecimientos tumorales.[9] Estos efectos resultaban evidentes con dosis diarias que equivalían a menos de la mitad de las recomendadas, que se consideran seguras para los seres humanos, lo que indica que el aspartamo puede ser peligroso incluso en dosis relativamente pequeñas.

Como sucedió con los demás edulcorantes artificiales, tan pronto como los estudios o las quejas de los consumidores sugirieron que el aspartamo provoca daños, los fabricantes respondieron encargando rápidamente estudios fraudulentos sobre su seguridad para tranquilizar a los consumidores y confundir a la comunidad médica, desprestigiando con alguna explicación los estudios que sugieren problemas con el aspartamo. Por ejemplo, el estudio italiano antes mencionado fue descartado con la excusa de que los múltiples cánceres ocurridos habían sido sencillamente fruto de la casualidad. La publicidad negativa asociada con el aspartamo ha sido tan considerable que los fabricantes han financiado investigaciones no solo para demostrar su seguridad sino para crear la ilusión de que es incluso bueno para la salud. Se han publicado estudios que supuestamente demuestran que el aspartamo posee propiedades antipiréticas, analgésicas y antiinflamatorias y que ayuda a aliviar algunas enfermedades crónicas como la artritis. En uno de ellos, en el que participaban diabéticos, los sujetos del grupo de placebo experimentaron más reacciones adversas que los del grupo que tomaba aspartamo: ¡esto demuestra que el aspartamo no solo es inofensivo sino incluso saludable! Es decir, que todo el mundo debería tomarlo para mejorar su salud. Esta conclusión, totalmente absurda, es la que sugiere el estudio. Por desgracia, se publica tal cantidad de estos estudios «publicitarios» que la verdad termina por ocultarse y así el edulcorante permanece en el mercado.

El doctor Ralph G. Walton, director del Centro de Medicina Conductual de la Facultad de Medicina de la Universidad de Northeastern Ohio, analizó las publicaciones médicas revisadas por expertos de los estudios sobre la seguridad del aspartamo. Encontró ciento sesenta y seis estudios publicados entre 1970 y 1998 que tenían relevancia para la seguridad de las personas. De ellos, setenta y cuatro habían sido financiados por el sector de los edulcorantes artificiales y noventa y dos se financiaron de forma independiente. Todos (100%) los estudios financiados por las empresas certificaban la seguridad del aspartamo, mientras que el 92% de la investigación independiente detectó problemas de seguridad con el edulcorante.[10]

La FDA y las comisiones asesoras de la Autoridad Europea de Seguridad Alimentaria han revisado estos estudios sobre el aspartamo y han llegado a la conclusión de que aún no existen suficientes pruebas sustanciales de que sea perjudicial para la población en general, aunque sí reconocen posibles problemas para algunos individuos aislados, como aquellos con PKU, alergias o susceptibilidad a determinadas afecciones como, por ejemplo, las convulsiones. Parece que todo el que experimenta alguna reacción adversa con el aspartamo debe de ser, en su opinión, uno de esos pocos desgraciados que son «susceptibles».

Sucralosa

La sucralosa fue descubierta en 1976 por investigadores británicos que trabajaban para Tate & Lyle y Queen Elizabeth College (que ahora forma parte del King's College London). Mientras se investigaba la manera de usar sacarosa y sus derivados sintéticos con fines industriales, se le pidió a uno de los científicos que «probara» un compuesto de azúcar clorado. Él, en lugar de hacer unas pruebas, creyó que se le había pedido que probara su sabor y eso fue lo que hizo. Comprobó que el compuesto tenía un sabor extraordinariamente dulce.

Tate & Lyle patentó el edulcorante en 1976. El uso de la sucralosa se aprobó por primera vez en Canadá en 1991, en Australia en 1993, en Nueva Zelanda en 1996, en Estados

Unidos en 1998 y en la Unión Europea en 2004. La patente ha expirado; por lo tanto, el producto se vende con diferentes nombres comerciales, entre ellos Splenda, Zerocal, Sukrana, SucraPlus, Cukren y Nevella.

El edulcorante se produce combinando átomos de cloro con sacarosa. El compuesto resultante tiene un dulzor unas seiscientas veces superior al de la sacarosa. Se modifica la molécula original de azúcar para producir una forma que no se da en la naturaleza y, por lo tanto, nuestros cuerpos no son capaces de metabolizarla adecuadamente. El resultado es que solo alrededor del 15% de esta sustancia es absorbida en el aparato digestivo y metabolizada, mientras que el resto se excreta en la orina y las heces. Como estas moléculas ya no son azúcar sino versiones alteradas del azúcar, en realidad no sabemos el efecto que tienen en el cuerpo y en la salud. Se necesita una cantidad muy pequeña de sucralosa para endulzar los alimentos, por lo que prácticamente no aporta calorías. Este edulcorante es termoestable, es decir, permanece dulce al usarlo a temperaturas normales de cocción, y por lo tanto puede usarse en lugar del azúcar para productos horneados.

La sucralosa tiene claras ventajas sobre otros edulcorantes artificiales. Además de ser termoestable, al contrario que otras sustancias no tiene regusto amargo, se conserva bien, es dos veces más dulce que la sacarina y tres veces más que el aspartamo y el acesulfamo K, es relativamente barata y, por el momento, carece del estigma asociado con otros edulcorantes artificiales, especialmente el aspartamo.

Al proceder del azúcar, se ha publicitado como un edulcorante más «natural» que otros edulcorantes no nutritivos. Supuestamente es más saludable que el azúcar porque no contiene calorías y, por lo tanto, puede ser una ayuda para bajar de peso. No eleva los niveles de azúcar o insulina en la sangre, por lo que se les recomienda a los diabéticos. Es buena para la salud dental porque no provoca caries, como hace el azúcar (aunque tampoco la impide). Por todas estas razones la sucralosa ha superado al aspartamo como edulcorante artificial más usado a nivel mundial. Actualmente se emplea en más de seis mil quinientos productos.

Aunque la sucralosa parece preferible al aspartamo, no debería considerarse sana ni mucho menos beneficiosa. Algunas de las primeras quejas recibidas tras la irrupción de este edulcorante en el mercado fueron diversos problemas digestivos. Un estudio realizado por investigadores de la Universidad de Duke con animales de laboratorio descubrió que la sucralosa alteraba las bacterias normales del intestino, modificaba los niveles de pH intestinal, incrementaba el almacenamiento de grasa corporal (favoreciendo el aumento de peso) y reducía la eficacia desintoxicante del tubo digestivo.[11]

En otro estudio de la Universidad de Florida del Norte, los investigadores descubrieron que la sucralosa inhibe el crecimiento de las bacterias bacteroidetes en el conducto digestivo, lo que altera la proporción normal de bacteriodetes en relación con los firmicutes.[12] El aumento de firmicutes en el aparato digestivo se asocia a un incremento del almacenamiento de grasa y por tanto peso, resistencia a la insulina, inflamación, intestino permeable, alergias y trastornos digestivos, lo que explicaría muchos de los síntomas que aquejan a los consumidores de sucralosa y por qué los estudios demuestran que el uso de esta sustancia en lugar de ayudar a adelgazar fomenta el aumento de peso.

Algunos investigadores creen que los edulcorantes artificiales, especialmente la sucralosa, son una de las causas principales de la enfermedad inflamatoria del intestino (IBD, por sus siglas en inglés), que incluye la colitis ulcerativa y la enfermedad de Crohn. La incidencia de IBD ha aumentado espectacularmente desde la introducción de la sacarina y la sucralosa.[13] Hace veinticinco años la IBD se daba principalmente en Estados Unidos, Reino Unido y Europa del Norte. Sin embargo, su incidencia en Canadá era muy baja, solo alrededor de la mitad de la de Estados Unidos. Por ejemplo, la incidencia en la provincia canadiense de Alberta, en 1981 fue de solo 44 personas de cada 100.000, comparada con 91 de cada 100.000 en el condado estadounidense de Olmsted, en Minnesota. Para el año 2000 la incidencia de la enfermedad de Crohn en Canadá se había multiplicado por seis; en Alberta pasó a 283 de cada 100.000 mientras que en el condado de Olmsted fue de solo 174 de cada 100.000. Para el año 2011 Canadá tenía la incidencia más alta de IBD del mundo. ¿A qué se debe ese espectacular incremento? En 1991 Canadá se convirtió en el primer país en aprobar el uso de la sucralosa, lo que llevó a algunos investigadores a sospechar que el espectacular aumento de IBD se debió a que en Canadá el uso de la sucralosa comenzara antes que en Estados Unidos y Europa.[14]

Los trastornos digestivos no son el único problema de la sucralosa. Un estudio establecía un vínculo entre dosis altas de sucralosa y lesiones en el ADN del intestino de ratones.[15] Otra investigación demostraba un incremento del riesgo de tumores malignos en ratas en dosis proporcionales a los consumidas por los seres humanos.[16]

Se ha podido demostrar con animales de laboratorio que la sucralosa causa agrandamiento de los intestinos, mineralización renal, alteraciones anormales del tejido pélvico, migrañas y peso reducido del bazo y el timo.[17-19] Si provoca todo esto a animales de laboratorio, es probable que también tenga efectos indeseados sobre los seres humanos. Desde luego, los consumidores de sucralosa se han quejado de diversos efectos secundarios, entre ellos dolor abdominal, hinchazón de estómago, visión borrosa, temblores, erupciones cutáneas, cansancio, mareos, abotargamiento, calambres musculares, dolor de articulaciones, depresión, migrañas y ataques de pánico, por nombrar solo unos pocos. Está claro que la sucralosa no es un sustituto seguro del azúcar.

Neotame

Neotame es un edulcorante no calórico fabricado por NutraSweet. Es uno de esos raros edulcorantes artificiales que se desarrollaron a propósito para endulzar en lugar de ser descubierta accidentalmente. Su composición química es muy semejante a la del aspartamo, aunque fue elaborado para superar algunos de los problemas asociados con ese edulcorante. Al igual que el aspartamo, está compuesto de ácido aspártico, fenilalanina y metanol. Lleva adherida una molécula adicional de dimetilbutil que enlaza el ácido aspártico con la fenilalanina, reduciendo así la cantidad de fenilalanina segregada en el cuerpo, con lo que se elimina la necesidad de poner una advertencia en la etiqueta para quienes sufren PKU.

El neotame es más estable que el aspartamo en cuanto a su composición química y es moderadamente termoestable, lo que permite usarlo en alimentos expuestos a temperaturas moderadas, aunque sobre todo se utiliza en refrescos, dulces de gelatina, yogures, chicle y batidos y barritas de proteínas.

Es extremadamente potente, ya que tiene un dulzor ocho mil veces superior al de la sacarosa y cuarenta veces mayor que el del aspartamo. Debido a su tremendo dulzor únicamente se necesita una cantidad minúscula para endulzar alimentos, con lo cual su aporte de calorías es isignificante.

La FDA aprobó su uso general en 2002. Muy pronto fue aprobado en Europa, Australia y Nueva Zelanda. El neotame entró en el mercado con mucha mayor discreción que los demás edulcorantes artificiales, sin ningún tipo de publicidad; incluso en la actualidad, muchos consumidores lo desconocen por completo. Lo que te hace preguntarte: si el neotame es mejor y más sano que el aspartamo, ¿por qué no se le ha dado más publicidad ni se ha añadido a más productos? Ahora mismo la cantidad de alimentos endulzados con neotame es relativamente pequeña, menos de doscientos.

La página web del neotame asegura que su consumo es seguro para personas de todas las edades, entre ellas mujeres embarazadas o en periodo de lactancia, adolescentes y niños; y, al contrario que el aspartamo, puede usarse para cocinar. Aunque afirma que existen más de cien estudios científicos financiados por empresas que atestiguan su seguridad, estos estudios no se encuentran a disposición del público. Como este edulcorante pasa prácticamente inadvertido, se han realizado pocas investigaciones independientes para verificar su seguridad, de manera que en general se desconocen sus efectos sobre la salud. Sin embargo, al ser tan parecido al aspartamo, cabe la posibilidad de que cause muchos de los mismos problemas de salud. Quizá la empresa sepa más de lo que dice sobre los posibles daños que el neotame puede ocasionar y sencillamente no quiera generar una publicidad que podría dar lugar a que se realizaran estudios independientes.

Advantame

El advantame es un edulcorante no calórico producido por Ajinomoto, una empresa japonesa que constituye el mayor mercado de aspartamo del mundo. Se trata de un derivado del aspartamo, con un dulzor hasta veinte mil veces superior al de la sacarosa, dependiendo de cómo se use. La FDA lo aprobó en 2014 para uso general en alimentos y bebidas, con la excepción de la carne roja y las aves de corral.

Lo mismo que el neotame, la introducción del advantame en el mercado ha sido muy discreta, y en la actualidad hay pocos productos que lo contengan. Los estudios con animales patrocinados por Ajinomoto no han descubierto evidencia alguna de carcinogeneidad o toxicidad.[20] No obstante, debido a su gran parecido con el aspartamo, existe la preocupación de que podría tener algunos de los mismos efectos nocivos para la salud. Además, cualquier sustancia artificial que sea miles de veces más dulce que el azúcar en realidad se asemeja más a un medicamento que a un alimento y puede tener efectos farmacéuticos desconocidos.

El simple hecho de que la FDA apruebe un producto no significa que sea seguro. Basándose en los estudios de seguridad producidos por empresas, este organismo ha aprobado numerosos aditivos alimentarios y medicamentos que luego se ha descubierto que causaban múltiples problemas de salud. Por ejemplo, el analgésico Vioxx pasó los exámenes de seguridad de la FDA y obtuvo su aprobación, y aun así terminó cobrándose cincuenta y cinco mil vidas. El proceso de aprobación es mucho más riguroso para fármacos que para aditivos alimentarios; sin embargo, hay sustancias químicas peligrosas que pasan el proceso de control. Es mucho más fácil que unos aditivos alimentarios peligrosos consigan la aprobación en comparación con los fármacos. Deberíamos ser extremadamente cautos con los edulcorantes de alta intensidad como el advantame y el neotame.

Estevia

Los indios guaraníes de Paraguay han utilizado durante generaciones las hojas de estevia para endulzar la yerba mate, una infusión amarga local parecida al té. Además las hojas se mastican por su sabor dulce.

El descubrimiento de la estevia para la medicina occidental se atribuye al botánico suizo Moisés Santiago Bertoni a finales del siglo XIX. Mientras exploraba las selvas orientales de Paraguay, observó que sus guías nativos usaban una «extraña planta». En 1905 publicó la primera descripción científica de la nueva especie, a la que llamó *Stevia rebaudiana Bertoni*.

En 1931 unos químicos franceses aislaron los componentes predominantes que le dan a la estevia su sabor dulce. El producto era un polvo blanco cristalino que llamaron esteviósido. Este nuevo edulcorante fue descubierto por unos comerciantes emprendedores japoneses en los pasados años sesenta y en la década de los setenta fue introducido en Japón por un consorcio de fabricantes de productos alimenticios. Japón es un líder mundial de la producción y exportación de aditivos alimentarios, entre ellos estevia, aspartamo, sucralosa, acesulfamo K, glutamato monosódico (GSM), glutamato monoamonio (MAG), aislado de proteína de soja, proteína vegetal hidrolizada y otros. Es el mayor productor de aspartamo y fabrica catorce mil toneladas métricas al año, aproximadamente el 40% de todo el aspartamo vendido en el mundo. No tiene nada de extraño que este país fuera el primero en ver el potencial financiero del extracto de estevia y en empezar a comercializarlo.

El hecho de que los japoneses hayan estado usando el polvo cristalino de estevia desde los años setenta se cita como prueba de su seguridad. Pero un uso prolongado de un producto no prueba su seguridad. Por ejemplo, Japón fue también el primer país en usar y comercializar el glutamato monosódico, un potenciador de sabor usado en numerosas comidas preparadas y envasadas. El GMS es una excitotoxina, lo que significa que puede estimular la actividad celular hasta el punto de causar daños o incluso la muerte. Las células cerebrales son especialmente vulnerables. De hecho, los investigadores lo administran intencionalmente a animales de laboratorio para simular el daño ocasionado por enfermedades neurodegenerativas como el alzheimer. Las primeras pistas de que el GMS era nocivo surgieron en los años cincuenta cuando en las investigaciones destruyó las retinas de los ratones objeto de estudio y les causó daños cerebrales.[21] Esta sustancia ha generado casi tantas quejas de los consumidores como el aspartamo, con síntomas que van desde dolores de cabeza y convulsiones hasta palpitaciones cardiacas y dolor de pecho. Se usa a menudo en los alimentos asiáticos, lo que ha dado lugar al término *trastorno del restaurante chino* para describir los efectos nocivos a corto plazo de consumir comida que contiene este aditivo.

El GMS se lleva utilizando desde 1909, mucho más tiempo que la estevia, y sin embargo, a pesar de los numerosos estudios que documentan su acción destructiva y de la multitud de quejas de los consumidores, sigue usándose como aditivo en todo el mundo. Solamente porque se haya empleado en Japón desde hace más de un siglo, no significa que sea sano.

En los años ochenta se importaba ya una pequeña cantidad de hojas de estevia a Estados Unidos y Europa que, debido a su sabor herbáceo, se usaba casi exclusivamente para endulzar infusiones. En 1991 la FDA prohibió la hoja de estevia tras unos estudios que demostraron que podría ser mutagénica y carcinogénica. Durante los años siguientes aparecieron otros estudios que sugerían que también podría afectar negativamente a la salud reproductiva, el funcionamiento del hígado y los riñones y el metabolismo de la glucosa. Ocho años más tarde, tras realizar su propia investigación, la hierba fue prohibida en Europa y en otros muchos países de todo el mundo.

La aprobación de la Ley de Educación y Suplementos para la Salud de 1994 permitía que la estevia se vendiera como suplemento dietético herbáceo, pero no como edulcorante ni como aditivo alimentario. En 2008 la FDA aprobó el uso de los glucósidos de esteviol purificado como aditivo alimentario; sin embargo, permaneció la prohibición de la hoja de estevia. Aunque pueda parecer contradictorio, este organismo no considera que los glucósidos de esteviol sean lo mismo que la hoja de estevia. Los glucósidos de esteviol, de acuerdo con su definición, son «sustancias químicas purificadas», no estevia. Siguiendo su ejemplo, Australia y Nueva Zelanda aprobaron el edulcorante en 2008, seguidos por la Unión Europea en 2011 y Canadá en 2012, además de otros muchos países. Más recientemente, han surgido otros problemas con los glucósidos de esteviol y todos los demás edulcorantes bajos en calorías. Los estudios demuestran que independientemente de la composición química de una sustancia, si tiene un sabor dulce sin las correspondientes calorías, puede estimular la adicción al dulce (azúcar), fomentar el aumento de peso, causar resistencia a la insulina, interferir en la regulación hormonal y alterar la microbiota intestinal.

Se le ha dado mucha publicidad a la estevia anunciándola como edulcorante herbáceo, inofensivo e incluso saludable, con el dulzor del azúcar pero sin ninguno de sus riesgos. Un edulcorante natural que además de ser inocuo es beneficioso para la salud es como un sueño hecho realidad para quienes buscan una mejor alternativa al azúcar y sus sustitutos. De hecho, parece demasiado bueno para ser verdad. Y, como se suele decir: «Si suena demasiado bien para ser verdad, lo más probable es que sea mentira». Por lo visto esto es lo que sucede con la estevia.

Ingesta diaria admisible

Los aditivos alimentarios se usan en cantidades tan pequeñas que muchos los consideran insignificantes, con ninguna o pocas consecuencias para la salud. Los estudios realizados con animales que muestran los efectos secundarios perjudiciales de los edulcorantes artificiales pueden haber usado dosis que eran, proporcionalmente, muy superiores a las que un ser humano llegaría nunca a consumir. Se nos dice que, aunque los edulcorantes artificiales podrían causar problemas en dosis elevadas, en los niveles de consumo recomendados son totalmente seguros. Y ¿cuáles son esos niveles de consumo «recomendados»? La mayoría de la gente ni siquiera sabe que existen esos niveles.

Los comités de evaluación gubernamentales, formados por grupos de científicos, analizan todos los estudios de seguridad sobre aditivos alimentarios específicos como los edulcorantes artificiales y determinan la cantidad máxima de la sustancia que puede consumirse diariamente sin causar ningún daño apreciable. Esta cantidad es lo que llamamos ingesta diaria admisible (IDA). La IDA aprobada de todos los edulcorantes artificiales ha sido determinada y aparece en la tabla, junto con la cantidad equivalente en sobrecitos de edulcorante de mesa.

IDA DE LOS EDULCORANTES APROBADOS POR LA FDA		
Edulcorante	IDA (mg/kg peso corporal)	Número de sobrecitos para igualar la IDA
Acesulfamo K	15	23
Advantame	32,8	4,920
Aspartamo	50	75
Neotame	0,3	23
Sacarina	15	45
Estevia	4	9
Sucralosa	5	23

La IDA de miligramos por kilogramo de peso corporal está basada en la masa corporal magra del peso apropiado o saludable de una persona para su altura. Puedes ver gráficos sobre la altura y el peso *online* en www.healthchecksystems.com/heightweightchart.htm. El número de sobrecitos de edulcorante de mesa necesarios para alcanzar cada IDA de este gráfico se basa en una persona de 60 kilos.
Fuente: www.fda.gov/Food/IngredientsPackagingLabeling/FoodAdditivesIngredients/ucm397725.htm.

Cuanto mayor es el número de la IDA, más seguro se considera el edulcorante y mayor es la cantidad que supuestamente puede consumirse con seguridad al día; por el contrario, cuanto menor es la IDA, más elevado es el supuesto riesgo. Observa que, con la excepción del neotame, la estevia tiene el valor más bajo de IDA de todos los edulcorantes artificiales, lo que significa que los comités científicos que analizaron los estudios determinaron que el extracto de estevia supone un riesgo mayor para la salud que el resto de los edulcorantes artificiales. Ten en cuenta que estas estimaciones no se determinaron al azar sino después de evaluar todos los estudios de seguridad disponibles. Al parecer el uso de la estevia plantea más dudas sobre sus efectos en la salud que el de los demás edulcorantes artificiales, entre ellos la sacarina y el aspartamo.

Cada sobre de edulcorante no calórico es tan dulce como dos cucharaditas de azúcar. Un refresco normal de 33 cl contiene unas diez cucharadas de azúcar.

Para alcanzar el mismo nivel de dulzor, un refresco sin azúcar debería contener el equivalente a cinco sobrecitos de edulcorante artificial. Consultando la tabla anterior, vemos que el límite diario para el aspartamo es de setenta y cinco sobrecitos, lo que sería el equivalente a doce latas de refresco de 33 cl. Por otro lado, el límite de estevia es de solo nueve sobrecitos o dos latas de refresco. ¿Cuánta gente bebe más de esto a diario?

A menudo, los estudios muestran cánceres u otras consecuencias perjudiciales para la salud cuando los animales consumen grandes cantidades de edulcorantes, por lo general el equivalente a lo que contienen cincuenta o más latas de refrescos *light* al día. La IDA está fijada bastante por debajo de esto, dando por hecho que nunca llegaremos a consumir tantos refrescos, por lo que no existe ningún peligro. Sin embargo, los refrescos no son la única vía por la que estamos expuestos a los edulcorantes artificiales, ya que estos se utilizan en un número cada vez más elevado de productos como el café, el té, los zumos de fruta, los chicles, los aderezos para ensaladas, los caramelos, las vitaminas y los suplementos dietéticos herbáceos, los jarabes para la tos, el sirope para tortitas, el agua saborizada, la fruta enlatada y el kétchup, por nombrar solo unos pocos. Si consumes algunos de estos productos a diario, podrías fácilmente llegar a la cantidad de edulcorante equivalente a cincuenta latas de refresco.

Se suelen combinar distintos edulcorantes sin calorías para realzar el dulzor y reducir cualquier regusto amargo. Esto también se hace con la estevia, que normalmente se mezcla con eritritol, sucralosa, dextrosa y otros edulcorantes.

Cuando combinas dos o más fármacos u otras sustancias químicas, su efecto sobre el cuerpo puede ser muy diferente del que tienen por separado. Por eso es por lo que los médicos tienen que saber qué medicamentos estás tomando para poder recetarte otros sin poner en peligro tu salud. Lo mismo puede decirse de los edulcorantes artificiales. Los edulcorantes interactúan entre sí y como combinarlos intensifica su dulzor, también puede intensificar sus reacciones perjudiciales, o incluso provocar un efecto totalmente distinto.

No sabemos qué efectos pueden tener estas combinaciones porque no se han realizado estudios de seguridad que examinen múltiples edulcorantes. Por lo que sabemos, una combinación de dos edulcorantes, cada uno con una IDA de

15 miligramos por kilo, puede volverse perjudicial con solo consumir 2 miligramos por kilo. En otras palabras, cuando consumes alimentos con múltiples edulcorantes, estás jugando a la ruleta rusa con tu salud. Cualquier sustancia que haya suscitado la suficiente inquietud como para que se le asigne un valor de IDA es preferible no tocarla.

Capítulo 10

LOS ALCOHOLES DE AZÚCAR Y EL FRUTO DEL MONJE

Alcoholes de azúcar

Los alcoholes de azúcar son un grupo de sustancias químicas estrechamente relacionadas que tienen diferentes grados de dulzor. Aparecen de manera natural en algunas frutas, verduras y maderas. A pesar de su nombre, no son ni azúcares ni alcoholes. Son hidratos de carbono con estructuras químicas que se asemejan parcialmente a las del azúcar y el alcohol. Por lo general, aunque no siempre, se identifica a los alcoholes de azúcar por el sufijo itol como en xilitol, manitol y eritritol.

Existen diferencias notables entre los alcoholes de azúcar y los edulcorantes artificiales. Al contrario que los edulcorantes artificiales no nutritivos, a los alcoholes de azúcar se los considera edulcorantes nutritivos, como los azúcares, porque al consumirlos aportan calorías. Sin embargo, contienen menos calorías que el azúcar. El azúcar proporciona 4 calorías por gramo, mientras que los alcoholes de azúcar aportan una media de 2 calorías por gramo (es decir, entre 1,5 y 3 calorías por gramo); por lo tanto, podrían describirse con mayor exactitud como edulcorantes bajos en calorías. Puedes ver algunos productos endulzados con alcoholes de azúcar que afirman tener 0 calorías. Esto no es completamente cierto. Recuerda que un producto que aporta menos de 5 calorías por ración puede etiquetarse como si aportara 0 calorías.

Los alcoholes de azúcar no son edulcorantes de «alta intensidad» como los edulcorantes artificiales. Su dulzor es mucho menor y, por lo general, incluso menor que el del azúcar.

El dulzor de los alcoholes de azúcar varía del 25 al 100% del de la sacarosa. Dependiendo del tipo de alcohol de azúcar usado, podría requerirse un mayor volumen para igualar el dulzor del azúcar. No obstante, como los azúcares de alcoholes tienen menos calorías que el azúcar, su efecto general es el del mismo dulzor con menos calorías. Con frecuencia se combinan con otros edulcorantes para intensificar el dulzor a la vez que se reducen las calorías y los posibles efectos secundarios.

Hay que tener presente que los alcoholes de azúcar no están libres de calorías. Si se consumen en exceso, pueden favorecer el aumento de peso, elevar los niveles de glucosa en la sangre y provocar gran parte de los efectos que provoca el azúcar. Los productos *light* endulzados con alcoholes de azúcar pueden contener una gran cantidad de hidratos de carbono y calorías y, por lo tanto, ser inapropiados para quienes padecen diabetes o están siguiendo una dieta.

Aunque los alcoholes de azúcar son hidratos de carbono, solo se digieren y se absorben parcialmente mientras atraviesan el tubo digestivo. Por eso es por lo que aportan menos calorías que el azúcar.

La presencia de alcoholes de azúcar en el tubo digestivo atrae el agua al colon. Esto puede alterar el pH intestinal y causar la fermentación de bacterias y levaduras. Por esta razón, el consumo elevado de alimentos que contengan estos edulcorantes puede provocar calambres estomacales agudos, hinchazón de estómago, gases y diarrea. Algunos alcoholes de azúcar son más proclives a causar trastornos digestivos que otros. Cualquier alimento que contenga sorbitol o manitol debe incluir una advertencia en su etiqueta que diga: «El consumo excesivo puede tener un efecto laxante». La Asociación Diabética Norteamericana advierte que un consumo mayor a los 50 gramos al día de sorbitol o mayor de 20 gramos al día de manitol puede causar diarrea. Todos los alcoholes de azúcar pueden tener este efecto. En la Unión Europea su uso en los refrescos está prohibido debido a los efectos laxantes. Pero a cada persona le afecta de manera diferente; algunas pueden consumir más de la cantidad mencionada anteriormente sin que esto les ocasione ningún problema, mientras que otras experimentan reacciones graves consumiendo una cantidad mucho menor.

ALCOHOLES DE AZÚCAR COMUNES		
Alcohol de azúcar	Calorías/Gramos	Dulzor comparado con la sacarosa (%)
Eritritol	0,2	23
HAH*	3,0	4,920
Isomaltitol	2,0	75
Lactitol	2,0	45
Maltitol	2,1	90
Manitol	1,6	50 a 70
Sorbitol	2,6	50 a 70
Xilitol	2,4	100
* Hidrosilato de almidón hidrogenado		

Aparentemente el uso habitual de estos edulcorantes permite que el cuerpo desarrolle una tolerancia hacia ellos que de alguna manera reduce sus efectos secundarios. Unos cuantos estudios indican que el xilitol puede causar una alteración de la microbiota intestinal de los animales y los seres humanos.[1] En los sujetos humanos, se ha observado una modificación apreciable de dicha microbiota tras una sola dosis oral de 30 gramos de xilitol.[2] La disminución de síntomas tras su consumo regular probablemente sea causada por un aumento del tipo de bacterias más eficientes para digerir y extraer calorías de los alcoholes de azúcar, lo cual seguramente incrementaría la proporción de los firmicutes en relación con los bacteroidetes.

Los niños son más vulnerables que los adultos a los efectos de los alcoholes de azúcar y deberían tener más cuidado con las cantidades consumidas. Como los alcoholes de azúcar pueden causar pérdidas de agua y malestar digestivo, no deberían consumirlos quienes sufren trastornos digestivos como el síndrome del colon irritable, la colitis ulcerativa, la enfermedad de Crohn, la enfermedad celíaca y la intolerancia al gluten o quienes tienen gripe u otras infecciones que causan deshidratación o diarrea, ya que esto puede agravar su estado.

Los alcoholes de azúcar pueden favorecer la deshidratación y la pérdida de electrolitos. Los deportistas y otras personas que desempeñen actividades físicas deberían evitarlos, especialmente antes o durante el ejercicio o la competición, ya que estos productos incrementarán su riesgo de deshidratación, calambres musculares e insolación.

Quienes siguen una dieta cetogénica para bajar de peso o por otros motivos de salud deberían evitar todos los alcoholes de azúcar ya que estos edulcorantes dificultan enormemente la entrada en una cetosis nutricional. Si ya están en cetosis, los edulcorantes los sacarán rápidamente de ella. Los alcoholes de azúcar son potentes sustancias anticetogénicas; ni siquiera tienes que tragarlos para que hagan su efecto. Basta con mascar chicle o usar una pasta de dientes o enjuague vocal que los contenga para impedir o revertir la cetosis nutricional. Lo mismo que en el caso de la estevia, el sabor dulce es suficiente para activar hormonas que producen el efecto anticetogénico.

La dieta cetogénica es el tratamiento más eficaz para la epilepsia. Solo con esta dieta, sin necesidad de medicamentos, se puede reducir significativamente la frecuencia de los ataques y, en muchos casos, revertir por completo la enfermedad. Los alcoholes de azúcar interfieren en los efectos curativos de la dieta cetogénica, y se sabe que incrementan la frecuencia de los ataques epilépticos.

Los promotores de los alcoholes de azúcar aseguran que estos edulcorantes son seguros e incluso beneficiosos para la salud porque se producen de manera natural en muchas plantas. Pero en los alimentos naturales solo obtenemos restos minúsculos de estas sustancias, por lo general no la suficiente cantidad para que tengan ningún efecto importante. En los alimentos procesados, por el contrario, estamos expuestos a cantidades que son hasta cien veces mayores de las que normalmente obtendríamos comiendo alimentos naturales.

Nuestro cuerpo no está hecho para procesar estas enormes cantidades de alcoholes de azúcar, como lo demuestran los calambres musculares y la diarrea que causan. Esto, por sí solo, ya debería decirnos que algo no funciona. Llenar el tubo digestivo de agua para causar diarrea es un medio que el organismo utiliza para desprenderse de las sustancias nocivas.

Este proceso afecta también a la función digestiva, la absorción de nutrientes, el equilibrio de electrolitos y el pH y el microbioma intestinales.

La publicidad de los alcoholes de azúcar suele resaltar que son sustancias «totalmente naturales» o que proceden de la fruta, como si los edulcorantes se extrajeran directamente del producto fresco. Aunque los azúcares de alcoholes se producen de manera natural en algunas frutas y verduras, estas fuentes no contienen suficiente cantidad para resultar rentables. En lugar de emplearlas se elaboran comercialmente mediante un proceso que implica una combinación de hidrogenación, hidrólisis y fermentación de azúcar, mazorcas de maíz y celulosa, dependiendo del tipo de azúcar de alcohol producido. La cuestión es que los azúcares de alcoholes no son simples extractos sino productos manufacturados como la mayoría de los demás aditivos alimentarios.

Al igual que con otros edulcorantes, se ha afirmado que los alcoholes de azúcar poseen diversas propiedades médicas. Varios estudios sugieren que algunos de ellos podrían ayudar a impedir la formación de caries, incrementar la síntesis del colágeno, aumentar el grosor de la piel, fortalecer los huesos, impedir las lesiones cutáneas y la pérdida ósea relacionadas con el envejecimiento, impedir las infecciones de oído y mejorar la función endotelial de los diabéticos.[3-6] Es curioso que una sustancia que apenas aporta calorías, en el caso de que aporte algunas, que no tiene valor nutricional y que no se descompone bien ni se digiere sino que atraviesa el cuerpo intacta pueda tener efectos tan extraordinarios para la salud. Varios investigadores se han hecho la misma pregunta y han cuestionado la validez de esas alegaciones de propiedades médicas.[7]

El beneficio de los azúcares de alcoholes, y específicamente del xilitol, que más se ha investigado en profundidad es su efecto sobre la salud dental. Como otros sustitutos del azúcar, el xilitol puede reemplazar al azúcar en la alimentación, reduciendo así el riesgo de caries dental. Pero algunos investigadores creen que su acción va más allá de limitarse a prevenir la caries y que combate activamente las bacterias que la causan.

Estos investigadores conjeturan que las bacterias cariogénicas (que son las causantes de la caries) tratan de alimentarse de xilitol consumiéndolo, pero no consiguen digerirlo y por lo tanto lo expelen. Esto agota la energía de esos organismos, ya que no les aportan ninguna. Este proceso, repetido una y otra vez, de consumo y regurgitación de xilitol hace que los organismos terminen exhaustos y básicamente mueran por inanición, con lo cual se reduce el número de bacterias dañinas en la boca.[8]

Al parecer, la eficacia del xilitol para combatir la caries varía con la dosis. La cantidad recomendada para prevenirla es de 6 a 10 gramos al día; cualquier cantidad menor o mayor que esta disminuye su eficacia. Sería preferible consumir el xilitol en forma de chicles o grageas, para que pueda cubrir bien los dientes y permitir así que las bacterias atraviesen el proceso de consumo y regurgitación tan a menudo como sea posible. Las dosis de 3,4 gramos al día o menos no han demostrado ningún beneficio en la reducción de las bacterias orales.[9] Una barrita de chicle normal contiene entre 0,3 y 0,4 gramos de xilitol. Esto significa que deberías mascar de diecisiete a veintiocho chicles endulzados con xilitol al día. ¡Eso es un montón de chicle! Cualquier cantidad menor que esta no nos sirve. Diez barritas de chicle contienen solo 3,4 gramos de xilitol, lo que proporciona poca o ninguna protección.

Puedes tomar dosis más grandes en forma de aperitivos, pero cuando lo haces el xilitol se absorbe rápidamente y no proporciona ningún beneficio oral.[10] Además, los hidratos de carbono de los alimentos también alimentan a las bacterias, impidiendo que mueran por inanición.

Según el doctor Philip Riley y sus compañeros de la Facultad de Odontología de la Universidad de Manchester en el Reino Unido, a pesar de la cantidad de estudios publicados sobre el efecto del xilitol en la salud dental, hay poca o ninguna evidencia tangible de que realmente combata la caries. Riley y su equipo analizaron la información acerca de casi seis mil participantes en diez de los principales estudios y llegaron a la conclusión de que las evidencias eran muy poco convincentes. Riley afirmó: «Las pruebas que encontramos no nos permiten llegar a conclusiones tan rotundas sobre los efectos del xilitol, y no logramos demostrar ningún beneficio del edulcorante natural que prevenga la caries».[11] Aunque puede haber una serie de estudios que sugieren que el xilitol impide la caries, el único efecto seguro que tiene es reemplazar al azúcar que, de estar ahí, podría promoverla.

Los alcoholes de azúcar difieren entre sí principalmente por el número de átomos de carbono que forman su cadena de carbono. La mayoría tiene cinco o seis de esos átomos –el sorbitol tiene seis, el xilitol cinco y el eritritol cuatro–. El más sencillo es el etilenglicol, de dos átomos de carbono, un alcohol de azúcar dulce pero extremadamente tóxico que se usa como anticongelante. Muchos niños y animales domésticos han muerto tras beber anticongelante dulce. Por ese motivo los fabricantes producen actualmente un anticongelante con sabor amargo para impedir el envenenamiento accidental. Los alcoholes más complejos de azúcares por lo general no son tóxicos para los seres humanos, pero sí podrían serlo para los insectos y otros animales.

Entre los edulcorantes de alcoholes de azúcar, el xilitol es el más notorio por sus posibles efectos tóxicos en los animales. Muchos veterinarios han tenido que salvar la vida de un perro o verlo morir por haber comido caramelos endulzados con xilitol. En algunos animales esta sustancia puede tener el efecto de hacer descender radicalmente su nivel de azúcar en sangre hasta niveles peligrosamente bajos. Basta una pequeña cantidad de xilitol para causar un efecto mortal en perros, conejos, hurones, vacas, cabras y babuinos. Consumir caramelos u otros alimentos humanos endulzados con xilitol puede ser suficiente para activar la liberación de una tremenda cantidad de insulina en la corriente sanguínea de un animal, y causar así una hipoglucemia grave que podría ser mortal. Independientemente de sus efectos sobre el azúcar en la sangre, se han dado casos de insuficiencia renal grave en perros provocada por el xilitol.[12]

Está demostrado que el eritritol y en menor grado el manitol causan la muerte de las moscas de la fruta, y ha habido propuestas de utilizarlos como insecticidas.[13] Los insectos no mueren al entrar en contacto con esta sustancia, como hacen con algunos pesticidas; tienen que comer los alcoholes de azúcar, y a los pocos días mueren.

Se dice que el eritritol es seguro para el consumo humano. Evidentemente, la fisiología de las moscas de la fruta es distinta de la de un ser humano, y lo que es peligroso para ellas puede ser perfectamente seguro para nosotros. Lo mismo puede afirmarse del xilitol y los perros. Quizá sea así. Pero parece de puro sentido común recelar de cualquier producto que haya demostrado tener efectos tóxicos sobre los animales (entre ellos algunos primates) y que además puede causar malestar digestivo en los seres humanos.

El eritritol es casi un 70% tan dulce como el azúcar pero solo aporta 0,2 calorías por gramo, lo que lo convierte prácticamente en un edulcorante sin calorías. En el tubo digestivo, y en concreto en el intestino delgado, aproximadamente el 90% es absorbido por la corriente sanguínea; sin embargo, la mayor parte de la sustancia absorbida termina siendo excretada con la orina sin sufrir ninguna alteración. Como en realidad es muy poca la cantidad que se metaboliza en la corriente sanguínea, apenas tiene efecto sobre el azúcar en la sangre. El 10% no absorbido atraviesa el colon y sale directamente del cuerpo. Al ser muy pequeña la cantidad que entra en el colon, no suele tener el efecto laxante de otros alcoholes de azúcar, a menos que se consuman grandes cantidades.

Por todos estos posibles beneficios para la salud, el eritritol se está convirtiendo en una de las alternativas más populares al azúcar para los diabéticos y para aquellos que están siguiendo una dieta. Sin embargo, puede que esto no esté totalmente claro. El eritritol que conseguimos en las tiendas y el que se encuentra en los alimentos envasados no es un edulcorante natural que sencillamente se ha extraído de la fruta. Es un producto manufacturado derivado del maíz, y no de un maíz normal y corriente sino, por lo general, de un maíz transgénico que ha sido diseñado para soportar dosis enormes de pesticidas. A menos que en su etiqueta ponga «orgánico certificado», es prácticamente seguro que está elaborado con maíz transgénico (al menos en Estados Unidos).

No obstante, lo más preocupante de todo es el hecho de que el eritritol es muy parecido a un edulcorante artificial, tiene un sabor dulce sin calorías y el cuerpo no lo descompone por completo. Como has aprendido en capítulos anteriores, estas son las mismas características que potencian la adicción al dulce, aumentan el apetito, sabotean los esfuerzos por bajar de peso, promueven la resistencia a la insulina, bloquean la producción de cetona y alteran la microbiota intestinal. Aunque aparentemente el eritritol es mejor que muchos otros sustitutos del azúcar, puede albergar algunos peligros ocultos.

El fruto del monje (*Luo han guo*)

El fruto del monje es un melón subtropical que se cultiva en las montañas del sur de China y tiene el tamaño de una pelota de béisbol. Cuenta la leyenda que toma su nombre de los monjes budistas que cultivaron por primera vez este fruto hace unos ocho siglos. El nombre chino de este fruto es *luo han guo*, aunque a veces se escribe *lo han kuo*. *Luo han* significa «monje» en chino, y *guo*, «fruto».

En cierto modo el edulcorante del fruto del monje se parece a la estevia. Deriva de unas sustancias químicas vegetales dulces que se producen de manera natural y que han pasado por un proceso de concentrado y purificación. El nombre botánico del fruto es *Siraitia grosvenorii*. El dulzor viene de una combinación de fructosa, glucosa y mogrósidos, un grupo de glucósidos de triterpeno (saponinas). Contiene cinco mogrósidos diferentes, numerados del 1 al 5; el principal componente endulzante es el mogrósido 5, que se estima que es de trescientas a cuatrocientas veces más dulce que la sacarosa.[14]

El fruto del monje rara vez se usa fresco por su gusto terroso o leguminoso poco apetecible. Una vez recogido suele adquirir un sabor desagradable y se estropea enseguida; contiene azúcares que hacen que rápidamente adquiera un color marrón oscuro, se fermente y se altere su sabor.

Tradicionalmente el fruto se recogía estando aún verde, se secaba lentamente en hornos hasta que estaba completamente marrón y luego se almacenaba hasta su uso. El proceso de secado conserva el azúcar y elimina la mayoría de los sabores desagradables. Sin embargo, el secado también provoca la aparición de un sabor amargo. Por esta razón, el fruto del monje seco y el extracto de zumo de este fruto se han restringido casi por completo a su uso en tés y sopas a las que se añaden azúcar, miel y otros saborizantes. Aunque es dulce, los sabores «desagradables» de este fruto hacen que no sirva como edulcorante general.

En 1995 Procter & Gamble patentó un proceso para eliminar todos los sabores desagradables. La mayoría de los compuestos que dan lugar a estos sabores contienen azufre, como el disulfuro de hidrógeno, el methionol y el sulfuro de dimetilo que vienen de los aminoácidos que contienen azufre. El sabor dulce de los mogrósidos equivale a alrededor del 1% de la fruta fresca. Mediante la extracción con disolvente y la deshidratación, puede obtenerse un polvo que contiene un 80% de mogrósidos con un dulzor que es unas doscientas veces superior al de la sacarosa. Como contiene una pequeña cantidad de azúcar cada ración de una cucharadita, aporta unas 2 calorías; la sacarosa proporciona unas 16 calorías por cucharadita.

Sobre la base de los resultados de unos cuantos estudios realizados con animales, parece que el fruto del monje tiene muy poca o ninguna toxicidad.[15] La FDA le otorgó el estatus GRAS en 2009 y ha sido aprobado como aditivo alimentario. Los estudios incluso sugieren que el fruto del monje puede tener propiedades antiinflamatorias, antidiabéticas y anticancerígenas.[16-19]

Aun así, el edulcorante sigue siendo relativamente nuevo y su investigación ha sido limitada. Se han llevado a cabo pocos estudios con sujetos humanos, de manera que su efecto sobre nuestra salud es aún bastante desconocido. En vista de que el fruto del monje es un edulcorante de alta intensidad y casi sin calorías, parece probable que tenga los mismos inconvenientes que la estevia y otros edulcorantes artificiales en lo referente a adicción al dulce, aumento de peso, resistencia a la insulina y alteración de la microbiota intestinal.

Actualmente solo se cultiva comercialmente en la provincia de Guangxi, en el sur de China. La demanda es alta tanto en este país como en otras partes del mundo, lo que lo ha encarecido y hace que resulte más difícil de conseguir que otros edulcorantes. En la actualidad, hay unos doscientos productos que contienen fruto del monje, pero este número está abocado a crecer a medida que, en un futuro cercano, se incrementen la demanda de consumo y la capacidad de producción.

Capítulo 11

¿HAY ALGÚN EDULCORANTE SEGURO?

NO HAY MOTIVOS PARA USAR EDULCORANTES BAJOS EN CALORÍAS

Se ha descubierto que el azúcar es uno de los factores principales responsables del crecimiento explosivo de la obesidad, la diabetes, la presión arterial alta y otros problemas de salud que se lleva produciendo desde hace dos o tres generaciones. Para reducir la ingestión de azúcar sin necesidad de prescindir de alimentos y bebidas dulces se ha fomentado el consumo de sustitutos del azúcar.

Conforme iba descubriendo la verdad sobre la estevia, me resistía a creer que era perjudicial. Pensaba que quizá resultaría beneficiosa para algunas personas en determinadas situaciones. Sabía que definitivamente no era buena para quien estuviera siguiendo una dieta cetogénica por su efecto anticetogénico. Pero ¿qué sucedía con quienes estaban siguiendo una dieta baja en calorías o en hidratos de carbono? La estevia no tiene calorías y es baja en hidratos de carbono; ¿podría ayudarles? Hay únicamente tres razones para seguir una dieta: perder el exceso de peso, controlar la diabetes o mejorar la salud de alguna otra manera. La estevia, lo mismo que los demás edulcorantes bajos en calorías, consigue justo lo contrario.

Como ya he indicado a lo largo del libro, al igual que el azúcar, los edulcorantes bajos en calorías activan los receptores del dulzor en nuestras bocas y a lo largo de nuestro tubo digestivo; pero al contrario que el azúcar, nos proporcionan pocas calorías o ninguna. Esto pone en marcha una serie de reacciones que afectan a cómo funcionan nuestros cuerpos para mantener el equilibrio de energía. Como consecuencia, los edulcorantes bajos en calorías favorecen el aumento de peso, incrementan la resistencia a la insulina (riesgo de diabetes) y causan otros problemas de salud. Todas las afecciones que llevan a la gente a tomar edulcorantes bajos en calorías se agravan con su consumo. Por consiguiente, no hay ningún motivo razonable para usar estevia ni ningún otro sustituto del azúcar. Los edulcorantes bajos en calorías estimulan el apetito, refuerzan la adicción al azúcar, fomentan el almacenamiento de grasa y el aumento de peso, favorecen la resistencia a la insulina y la diabetes y alteran la microbiota intestinal (que puede causar inflamación, intestino permeable, alergias y trastornos digestivos). Por si esto fuera poco, suelen causar sus propios efectos secundarios, que van desde migrañas y mareos hasta diarrea y dermatitis. En conjunto, no son más seguros que el azúcar y en muchos casos son bastante peores.

Además de los edulcorantes bajos en calorías de los que se habla en este libro se están desarrollando otros. Los nuevos aparecerán probablemente en un futuro cercano con la promesa de ofrecerte ese sabor dulce que deseas sin las calorías ni los problemas para la salud de los edulcorantes anteriores; algunos de ellos puede que incluso prometan beneficios espectaculares para la salud por encima del control del azúcar en la sangre y la pérdida de peso. No hagas caso. Están luchando contra la naturaleza y contra la fisiología misma del cuerpo humano; es una batalla que nunca ganarán.

Perseguir una quimera

Con el paso de los años, los edulcorantes bajos en calorías se han vuelto muy populares. Se ha desarrollado todo un nuevo sector de productos alrededor de los alimentos y dietas bajos en calorías que depende en gran medida de estos edulcorantes. El sabor dulce es adictivo y con frecuencia irresistible. Resulta muy difícil renunciar al azúcar y a los dulces aunque solo sea durante un breve periodo de tiempo. A pesar de las buenas intenciones de bajar de peso y comer mejor, muchos no consiguen este objetivo por su adicción a lo dulce.

La mayoría de los sustitutos del azúcar aportan ninguna o pocas calorías porque no se llegan a descomponer ni a absorber por completo sino que atraviesan el organismo prácticamente sin haber sido digeridos, y presumiblemente sin consecuencias perjudiciales para la salud. Se suele pensar que, como estas sustancias se limitan a entrar y salir del cuerpo sin cambiar, no causan ningún daño. Gracias a esto podemos comer todos los dulces y todos los postres que queramos sin ningún efecto negativo, ¡un verdadero sueño hecho realidad! Puedes tomar pasteles, galletas, yogur con fruta, barritas de caramelo, tortitas y magdalenas sin preocuparte, porque con los edulcorantes bajos en calorías se pueden comer toda esta clase de alimentos sin problema.

El primer edulcorante artificial, la sacarina, introdujo la idea de que podíamos comer toda la comida que deseáramos sin temer a las calorías.

Sin embargo, cuando se descubrió que la sacarina podría causar cáncer, la gente recurrió al ciclamato, a pesar de que el organismo no lo absorbe bien. Al final resultó que esta sustancia era peor que la sacarina. A continuación vinieron el acesulfamo K y el aspartamo. Fueron aceptados inmediatamente como mejores opciones, pero empezaron a despertar sospechas cuando surgieron los primeros problemas de salud. Luego hicieron acto de presencia los alcoholes de azúcar y la sucralosa, que se consideraron edulcorantes más sanos que los anteriores, pero actualmente su seguridad también despierta sospechas. Cuando la estevia apareció en escena, fue aceptada de inmediato como un edulcorante sano y natural. Por fin, después de tanto esperarlo, había llegado el edulcorante «seguro». Aunque esa imagen también se está derrumbando. De hecho, cada vez que aparece un nuevo edulcorante, se anuncia diciendo que es más seguro que el anterior, pero más tarde se descubre que después de todo no es tan maravilloso. Seguimos persiguiendo la quimera de un edulcorante seguro y sano sin calorías, pero no hay manera de alcanzarla.

Si estás buscando una varita mágica que te permita atiborrarte de dulce, será mejor que abras los ojos. Esa varita no existe. Después de descubrir que cualquier sustancia que tenga un sabor dulce sin las calorías correspondientes puede causar más daño que el azúcar, es poco probable que un día encontremos un edulcorante que pueda consumirse sin consecuencias perjudiciales.

Debes cambiar de actitud y comprender que ningún sustituto del azúcar puede ayudarte a bajar de peso y mejorar tu salud; así dejarás de perder el tiempo persiguiendo una quimera que no existe. Puedes centrarte en los métodos que sí funcionan, pero para eso has de mirar con otros ojos lo que significa adelgazar y en qué consiste una alimentación sana.

La comida basura es comida basura aunque le cambien el nombre

Se dice que los edulcorantes sin calorías son seguros, e incluso si damos por hecho que lo son, eso no significa que sean buenos para la salud. También se consideran seguros los colorantes alimentarios sintéticos, el glutamato monosódico, los conservantes químicos e incluso los residuos de pesticidas; sin embargo, no son saludables. Sabemos que todas estas sustancias químicas causan problemas graves de salud a cierto nivel; no obstante, se las considera seguras porque a un producto alimentario solo se le añade una pequeña cantidad. El problema es que diariamente solemos estar expuestos a estas sustancias a través de múltiples productos, y con frecuencia la cantidad que recibimos supera con mucho los límites recomendados. A largo plazo la exposición a diversas fuentes de estas sustancias que hemos dado en llamar seguras es peligrosa.

Los fabricantes de alimentos no se conforman con declarar que sus edulcorantes son seguros sino que quieren dar un paso más y asegurar que son saludables porque ayudan a impedir la caries, controlar los niveles de azúcar en la sangre o reducir el consumo de calorías. Sin embargo, esto es cierto únicamente porque el azúcar ha sido eliminado de la alimentación, no porque se haya añadido el edulcorante. Estas sustancias químicas por sí mismas no tienen propiedades beneficiosas para la salud. De hecho, como has visto en este libro, causan muchos de los mismos problemas que causa el azúcar, e incluso otros más, por lo que son aun peores que el azúcar.

El punto de vista de los fabricantes de alimentos y sus aliados en los organismos sanitarios gubernamentales queda reflejado en una declaración de la dietista del Servicio Nacional de Salud del Reino Unido Emma Carder: «La investigación sobre los edulcorantes demuestra que es totalmente seguro comerlos o beberlos diariamente como parte de una alimentación sana».[1]

Ahhh... ¿Notaste la clara advertencia que recoge esta declaración? Es totalmente seguro consumir edulcorantes artificiales «como parte de una alimentación *sana*» (la cursiva es mía). ¿Qué clase de alimentos contienen edulcorantes artificiales? Estos se encuentran casi exclusivamente en comida basura: refrescos, helados, caramelos, pasteles, galletas, gelatinas, siropes, etc. Ninguno de estos productos podría considerarse ni tan siquiera remotamente sano. Si consumes comida basura, eso significa que estás prescindiendo de otros alimentos más sanos, como las frutas y la verdura frescas, para dejar espacio en tu alimentación a productos prácticamente sin valor nutritivo y cargados de aditivos. En otras palabras, si consumes alimentos endulzados con edulcorantes artificiales, *no* estás llevando una alimentación sana. Por consiguiente, basándonos en esta declaración del Servicio Nacional de Salud, podemos asumir que los edulcorantes artificiales no son seguros para el consumo diario.

Ese es el problema que tienen todos los edulcorantes bajos en calorías, ya se trate de aspartamo, eritritol o estevia: normalmente se usan para endulzar comida y bebida basura que no tienen cabida en una alimentación sana. Los alimentos basura son productos muy elaborados que contienen poca cantidad de vitaminas y minerales y suelen estar repletos de aditivos químicos. También pueden estar repletos de grasas de mala calidad, hidratos de carbono refinados y calorías del azúcar, calorías vacías sin beneficios nutricionales.

Eliminar el azúcar y añadir edulcorantes químicos no transforma la basura en oro. No es posible convertir una barrita de caramelo (o una barrita de proteínas) en un alimento sano con solo reemplazar el azúcar por un edulcorante no calórico. La comida basura, la llamen como la llamen, sigue siendo eso, comida basura. Por más que los fabricantes de alimentos se empeñen en tergiversar las cosas, eso no van a conseguir cambiarlo.

Existen muchos estudios que tratan de crear la imagen de que la estevia, el eritritol o el fruto del monje son sustancias con propiedades médicas especiales aparte de su efecto endulzante, con objeto de hacernos creer que son sanas. Sin embargo, la verdad es que estos edulcorantes se usan siempre en dulces, postres y comida basura. Nunca lograrás perder el exceso de peso, controlar la diabetes ni mejorar tu salud alimentándote con esta clase de comida. Solo tendrás éxito si cambias tu alimentación.

El secreto mejor guardado para adelgazar

Según la Clínica Mayo, el 95% de quienes siguen una dieta baja en calorías para adelgazar, recupera todo su peso en cinco años. ¡Eso significa un porcentaje de fracasos del 95%! Solo un 5% consigue mantener el nuevo peso a largo plazo. ¿A qué se debe ese porcentaje tan deprimente de éxitos? La razón principal por la que la gente no logra perder peso y no volver a recuperarlo es la adicción al dulce. Cuando se ponen a dieta, siguen tomando alimentos dulces. Sin embargo, la culpa no es del todo suya; en realidad, se los anima a hacerlo.

Cuando te pones a dieta, te dicen que puedes comer tortitas con sirope sin azúcar, magdalenas, barritas de energía, helados bajos en grasas, refrescos sin azúcar y otros alimentos *light* endulzados con sustitutos del azúcar. Pero ¿qué es lo que ocurre entonces? Perder peso se convierte en una verdadera lucha. Estás continuamente pasando hambre. Al principio es posible que pierdas algo de peso, pero pronto vuelves a recuperarlo. Has seguido la dieta al pie de la letra, pero sencillamente no has podido evitarlo. ¿Dónde está el error?

Independientemente de la clase de dieta elegida (baja en grasas, baja en hidratos de carbono, rica en proteínas, cetogénica, etc.), se anima al que la sigue a consumir alimentos endulzados con sustitutos del azúcar para ayudarle a que le resulte más fácil perder peso, pero precisamente son este tipo de alimentos los que le impiden alcanzar un éxito duradero.

Si sigues comiendo la misma clase de alimentos que te hizo engordar, da igual que estén endulzados con azúcar o con un sustituto, van a engordarte y a impedirte alcanzar tus objetivos de pérdida de peso. El hecho de sustituir el azúcar por edulcorantes bajos en calorías no cambiará las cosas. Saber llevar una dieta no consiste solo en reemplazar un ingrediente por otro, hace falta cambiar de actitud con respecto a la comida y empezar a tomar otra clase de alimentos.

Nunca conseguirás bajar de peso, controlar el azúcar en tu sangre ni mejorar la salud consumiendo edulcorantes bajos en calorías. Aunque aseguren lo contrario ninguno de estos productos ha demostrado que sea eficaz para ayudar a la gente a adelgazar.

La gente no engorda por comer calabacín, coliflor o setas. Tampoco engorda por comer chuletas de carne, huevos o incluso queso. Es muy difícil aumentar de peso comiendo alimentos naturales, ricos en sustancias nutritivas, como estos. Lo que engorda es comer caramelos, pasteles, tartas, helados, galletas, galletas saladas y patatas fritas, es decir: ¡comida basura! Y más aún cuando estos alimentos han sido endulzados con sustitutos del azúcar.

Si de verdad quieres perder el exceso de peso, controlar los niveles de azúcar en la sangre y mejorar tu salud en general, elige una alimentación basada en alimentos sanos y naturales. Este es el secreto para adelgazar y no volver a recuperar el peso. Una alimentación que le saca partido al dulzor natural de los alimentos frescos, sin azúcar ni sustitutos del azúcar, que te liberará de las cadenas de la adicción a lo dulce y que al mismo tiempo te permitirá disfrutar de comidas deliciosas y satisfactorias. Es posible.

Si llevas algún tiempo consumiendo estevia o cualquier otro edulcorante no nutritivo, tu tubo digestivo podría tener graves problemas. Quizá has intentado toda clase de dietas para bajar de peso con poco o ningún éxito. La razón no es que no siguieras adecuadamente el programa ni que carecieras de la fuerza de voluntad para llegar hasta el final. El problema podría ser que tu tubo digestivo alberga una población excesiva de bacterias nocivas, es decir, más firmicutes que bacteroidetes. Cuantos más firmicutes tengas, más engordarás y más enfermarás. La solución sencilla: una dieta sin azúcar y sin sustitutos del azúcar, a base de alimentos naturales.

Una dieta de alimentos naturales es aquella que se centra en comer alimentos sanos, naturales, como frutas frescas de temporada, verduras frescas y fermentadas, carnes sin elaborar, huevos, productos lácteos con toda su grasa, grasas buenas e incluso cereales integrales, cuando sea apropiado; a ser posible todos estos productos deberían ser cultivados o criados de manera orgánica.

Estoy hablando de una dieta tradicional como las que promueven las fundaciones Weston A. Price y Price-Pottenger; también podría ser una dieta paleolítica, una baja en hidratos de carbono o incluso una dieta cetogénica. Hay numerosas opciones disponibles.

He descubierto que una dieta cetogénica a base de verdura, baja en hidratos de carbono y rica en grasas es ideal para restablecer la microbiota intestinal y eliminar esos kilos de más. Se ha demostrado que esta dieta también resulta muy eficaz para controlar la diabetes y tratar una serie de problemas de salud como la epilepsia, el alzheimer, el parkinson, las enfermedades cardiacas, los trastornos digestivos (enfermedad de Crohn, colitis ulcerativa, etc.) y otros. Para más información sobre esta dieta, puedes leer mi libro *La dieta cetogénica del coco*. Y si necesitas una fuente de recetas sabrosas sin edulcorantes artificiales, te recomiendo mi libro *Dr. Fife's Keto Cookery: Nutritious and Delicious Ketogenic Recipes for Healthy Living* (*La ceto-cocina del Dr. Fife: nutritivas y deliciosas recetas cetogénicas para una vida saludable*).

Los mejores edulcorantes

No existen los llamados edulcorantes «sanos», y probablemente nunca existirán. Algunos son mejores que otros, pero a ninguno se le puede llamar sano. Lo creas o no, es mejor tomar azúcar, o al menos algunas formas de azúcar, que cualquiera de sus sustitutos.

Nuestro cuerpo fue diseñado para asociar el sabor dulce con una cantidad correspondiente de calorías; sabe asimilar el azúcar y utilizarlo. De hecho, cada célula del organismo sabe cómo metabolizar el azúcar ya que es el combustible principal que nos mantiene vivos. El azúcar se encuentra en todas las plantas. Es un componente esencial de la leche materna y una parte natural de la alimentación humana. No podemos decir lo mismo de ninguno de sus sustitutos. El problema principal del azúcar es que hemos aprendido a refinarlo y concentrarlo, y que lo usamos para elaborar dulces y postres. Los alimentos azucarados están por todas partes. Es facilísimo volverse adicto al azúcar, y muchos lo somos. Esta adicción y su consumo excesivo es lo que hace que esta sustancia resulte tan perjudicial.

Consumimos una media de alrededor de 68 kilos de azúcar al año. ¡Eso equivale a cuarenta y cuatro cucharaditas de azúcar al día! Este es el azúcar añadido, el azúcar que añadimos al café y a los cereales, así como el que las empresas azucareras añaden a los alimentos y bebidas. Aquí no se incluyen los azúcares que se encuentran de manera natural en alimentos como las frutas y las verduras. No tiene nada de extraño que el azúcar se asocie a tantos problemas de salud. Cualquier cosa consumida en grandes cantidades puede ser perjudicial.

Si ingerimos tantos edulcorantes bajos en calorías como azúcar, las consecuencias serán mucho peores. Dos cucharaditas de azúcar equivalen al dulzor de un sobrecito de edulcorante bajo en calorías. Si reemplazaras todo el azúcar añadido de una alimentación normal (cuarenta y cuatro cucharaditas) por un edulcorante bajo en calorías, consumirías el equivalente a veintidós sobrecitos de edulcorante. Es decir, veintidós sobres de estevia, sucralosa o sacarina. Como vimos en la lista de la página 199, los llamados límites seguros de la estevia son nueve sobres, los de la sucralosa veintitrés y los de sacarina cuarenta y cinco. Sabemos que los edulcorantes pueden causar problemas de salud a niveles muy por debajo de esos límites; y cuando se mezclan unos edulcorantes con otros, no tenemos ni idea de cómo pueden afectar al cuerpo, ya que no se han realizado estudios para evaluar el efecto sinérgico de varios edulcorantes. Nuestro organismo al menos puede metabolizar el azúcar para producir energía, pero no podemos decir lo mismo acerca de los edulcorantes químicos. No tienen ninguna utilidad para nuestro organismo, únicamente causan problemas.

El Departamento de Agricultura de Estados Unidos recomienda que limitemos el consumo de azúcar añadido a no más del 6% del total de calorías consumidas. Para una dieta normal de 2.000 calorías eso significaría 32 gramos, u ocho cucharaditas, de azúcar al día.[2] La Asociación Norteamericana de la Salud recomienda menos del 10% del total de calorías.[3] Esto estaría muy por debajo de la media, y sería un límite razonable para la mayoría. Si tienes diabetes, sería aconsejable que eliminaras todo el azúcar de tu alimentación, incluido el que se añade a los alimentos procesados, de manera que tendrías que leer la etiqueta de los ingredientes para saber cuánto azúcar añadido hay en cada ración. Los alimentos frescos sin elaborar no tienen nada de azúcar añadido. Al eliminar los edulcorantes bajos en calorías y reducir la cantidad de azúcar que tomas reducirás también el consumo de alimentos elaborados de baja calidad, lo que te ayudará enormemente a bajar de peso y ganar en salud.

El tipo de azúcar que consumes también es importante. Son preferibles los azúcares naturales o mínimamente elaborados a los muy elaborados. La fructosa es uno de los más elaborados y es muchísimo más dañino para la salud. Favorece la obesidad, las enfermedades hepáticas, la diabetes, las enfermedades cardiacas y otros problemas de salud en mayor medida que cualquiera de los demás azúcares. De hecho, es tan perjudicial como cualquier edulcorante artificial. Evita todos los edulcorantes ricos en fructosa, como el sirope de maíz, el sirope de maíz rico en fructosa y el agave.

Los edulcorantes naturales son ligeramente mejores que el azúcar refinado porque contienen una pequeña cantidad de vitaminas y minerales, de manera que no son únicamente calorías vacías. Los mejores son el azúcar y el sirope de arce; el azúcar y el sirope de coco; la miel sin refinar; el zumo deshidratado de la caña de azúcar (sucanat, panela, azúcar moreno y azúcar mascabado); el azúcar de dátil; el sirope de arroz integral, y el sirope de malta de cebada. Si necesitas algo para endulzar tu comida, lo mejor es que uses una pequeña cantidad de alguno de estos edulcorantes naturales.

NOTAS

Capítulo 1: La agridulce verdad sobre la estevia

1. B. Fife, *¡Alto al alzheimer! Cómo prevenir y dar marcha atrás a la demencia senil, el parkinson, la esclerosis lateral amiotrófica (ELA), la esclerosis múltiple y las demas enfermedades neurodegenerativas*. Editorial Sirio: Málaga, 2015.
2. B. Fife, *Vencer al autismo. Una guía para prevenir y revertir los trastornos del espectro autista*. Editorial Sirio: Málaga, 2015.
3. B. Fife, *Alto a la pérdida de visión: cómo prevenir y curar las cataratas, el glaucoma, la degeneración macular y otros trastornos oculares comunes*. Editorial Sirio: Málaga, 2017.
4. B. Fife, *La dieta cetogénica del coco. Para impulsar el potencial de tu metabolismo, revitalizar la función tiroidea y perder el exceso de peso*. Editorial Sirio: Málaga, 2015.
5. J. S. Volek y S. D. Phinney, *The Art and Science of Low Carbohydrate Performance*. Beyond Obesity, LLC, 2012.
6. K. T. Daniel, *The Whole Soy Story: The Dark Side of America's Favorite Health Food*. New Trends Publishing, Inc: Washington, DC, 2005.
7. U. Wölwer-Rieck. The leaves of *Stevia rebaudiana (Bertoni)*, their constituents and the analyses thereof: a review». *J Agric Food Chem* 2012, 60. 886-895.
8. M. Matsui y otros. «Evaluation of the genotoxicity of stevioside and steviol using six in vitro and one in vivo mutagenicity assays». *Mutagenesis* 1996; 11: 573-579.

9. C. Wasuntarawat y otros. «Developmental toxicity of steviol, a metabolite of stevioside, in the hamster». *Drug Chem Toxicol* 1998; 21: 207-222.
10. R. J. Huxtable, «Pharmacology and toxicology of stevioside, rebaudiósido A, and steviol», en A. Douglas Kinghorn (ed.), *Stevia: The Genus Stevia*. Taylor & Francis: London; 2002.

Capítulo 2: Los problemas de los edulcorantes bajos en calorías

1. B. Olivier y otros. «Review of the nutritional benefits and risks related to intense sweeteners». *Arch Public Health* 2015; 73: 41.
2. E. S. Fordy y W. H. Dietz. «Trends in energy intake among adults in the United States: findings from NHANES». *Am J Clin Nutr* 2013; 97: 848-853.
3. www.foodfacts.com. Consultado el 7/8/2016.
4. S. P. Fowler y otros. «Fueling the obesity epidemic? Artificially sweetened beverage use and long-term weight gain». *Obesity* (Silver Spring, MD) 2008; 16: 1894-1900.
5. R. A. Forshee y M. L. Storey. «Total beverage consumption and beverage choices among children and adolescents». *Int J Food Sci Nutr* 2003; 54: 297-307.
6. T. Hampton. «Sugar substitutes linked to weight gain». *JAMA* 2008; 299: 2137-2138.
7. S. E. Swithers y otros. «General and persistent effects of highintensity sweeteners on body weight gain and caloric compensation in rats». *Behav Neurosci* 2009; 123: 772-780.
8. S. E. Swithers y otros. «High-intensity sweeteners and energy balance». *Physiol Behav* 2010; 100: 55-62.
9. S. D. Stellman y L.Garfinkel. «Artificial sweetener use and one year weight change among women». *Prev Med* 1986; 15: 195-202.
10. J. W. Blum y otros. «Beverage consumption patterns in elementary school aged children across a two-year period». *J Am Coll Nutr* 2005; 24: 93-98.
11. R. D. Mattes y B. M. Popkin. «Nonnutritive sweetenerconsumption in humans: effects on appetite and food intake and their putative mechanisms». *Am J Clin Nutr* 2009; 89: 1-14.

12. O. Bruyere y otros. «Review of the nutritional benefits and risks related to intense sweeteners». *Archives of Public Health* 2015; 73: 41.
13. A. De la Hunty y otros. «A review of the effectiveness of aspartame in helping with weight control». *Nutrition Bulletin* 2006; 31: 115-128.
14. P. E. Miller y V. Perez. « Low-calorie sweeteners and body weight and composition: a meta-analysis of randomized controlled trials and prospective cohort studies». *Am J Clin Nutr* 2014; 100: 765-777.
15. M. G. Tordoff y M. I. Friedman. «Drinking saccharin increases food intake and preference—I. Comparison with other drinks». *Appetite* 1989; 12: 1-10.
16. «Saccharin consumption increases food consumption in rats». *Nutr Rev* 1990; 48: 163-165.
17. M. G. Tordoff. «How do non-nutritive sweeteners increase food intake?». *Appetite* 1988; 11 Suppl1: 5-11.
18. J. H. Lavin y otros. «The effect of sucrose- and aspartamesweetened drinks on energy intake, hunger and food choice of female, moderately restrained eaters». *Int J Obes Relat Metab Disord* 1997; 21: 37-42.
19. N. A. King y otros. «Effects of sweetness and energy in drinks on food intake following exercise». *Physiol Behav* 1999; 66: 375-379.
20. Q. Yang. «Gain weight by «going diet?» Artificial sweeteners and the neurobiology of sugar cravings». *Yale J Biol Med* 2010; 83: 101-108.
21. J. Blundell y Y A. Hill. «Paradoxical effects of an intense sweetener (aspartame) on appetite». *Lancet* 1986; 327: 1092-1093.
22. P. J. Rogers y otros. «Uncoupling sweet taste and calories: comparison of the effects of glucose and three intense sweeteners on hunger and food intake». *Physiol Behave* 1988; 43: 547-552.
23. M. G. Tordoff y A. M. Alleva. «Oral stimulation with aspartame increases hunger». *Physiol Behav* 1990; 47: 555-559.
24. J. E. Blundell y A. J. Hill. «Paradoxical effects of an intense sweetener (aspartame) on appetite». *Lancet* 1986; 1: 1092-1093.
25. P. J. Rogers y J. E. Blundell. «Separating the actions of sweetness and calories: effects of saccharine and carbohydrates on

hunger and food intake in human subjects». *Physiol Behav* 1989; 45: 1093-1099.
26. M. G. Tordoff y A. M. Alleva. «Oral stimulation with aspartame increases hunger». *Physiol Behav* 1990; 47: 555-559.
27. P. J. Rogers y J. E. Blundell. «Separating the actions of sweetness and calories: Effects of saccharin and carbohydrates on hunger and food intake in human subjects. *Physiol Behav* 1989; 45: 1093-1099.
28. R. M. Black y otros. «Consuming aspartame with and without taste: differential effects on appetite and food intake of young adult males». *Physiol Behav* 1993; 53: 459-466.
29. S. E. Swithers y T. L. Davidson. «A role for sweet taste: calorie predictive relations in energy regulation by rats». *Behav Neurosci* 2008; 122(1): 161–173.
30. A. Fildes y otros. «Probability of an obese person attaining normal body weight: cohort study using electronic health records». *American Journal of Public Health* 2015; e1DOI: 10.2105/AJPH.2015.302773.
31. L. Magalle y otros. «Intense sweetness surpasses cocaine reward». *PLoS One* 2007; 8e698.
32. M. E. Carroll y otros. «A concurrently available nondrug reinforcer prevents the acquisition or decreases the maintenance of cocainereinforced behavior». *Psychopharmacology* 1989; 97: 23-29.
33. M. E. Carroll y S. T. Lac. «Autoshaping i.v. cocaine selfadministration in rats: effects of nondrug alternative reinforcers on acquisition». *Psychopharmacology* 1993; 110: 5-12.
34. A. Sciafani y otros. «Stevia and saccharin preferences in rats and mice». *Chem Senses* 2010; 35: 433-443.
35. A. Hajnal y otros. «Oral sucrose stimulation increases accumbens dopamine in the rat». *Am J Physiol Regul Integr Comp Physiol* 2004; 286: R31-R37.
36. G. P. Mark y otros. «A conditioned stimulus decreases extracellular dopamine in the nucleus accumbens after the development of a learned taste aversion». *Brain Res* 1991; 551: 308-310.
37. K. E. d'Anci y otros. «Duration of sucrose availability differentially alters morphine-induced analgesia in rats». *Pharmacol Biochem Behav* 1996; 54: 693-697.

38. C. Colantuoni y otros. «Evidence that intermittent, excessive sugar intake causes endogenous opioid dependence». *Obes Res* 2004; 10: 478-488.
39. G. J. Wang y otros. «Similarity between obesity and drug addiction as assessed by neurofunctional imaging: a concept review». *J Addict Dis* 2004; 23: 39-53.
40. G. J. Wang y otros. «Gastric stimulation in obese subjects activates the hippocampus and other regions involved in brain reward circuitry». *Proc Natl Acad Sci USA* 2006; 103: 15641-15465.
41. B. Fife. *La dieta cetogénica del coco. Para impulsar el potencial de tu metabolismo, revitalizar la función tiroidea y perder el exceso de peso.* Editorial Sirio: Málaga, 2015.
42. B. Fife. *Alto a la pérdida de visión: cómo prevenir y curar las cataratas, el glaucoma, la degeneración macular y otros trastornos oculares comunes.* Editorial Sirio: Málaga, 2017.
43. R. Hershline. *The New Face of Alcoholism Treatment Brain Energy Management.* Roger Hershline, 2015.
44. J. S. Volek y S. D. Phinney. *The Art and Science of Low Carbohydrate Performance.* Beyond Obesity, LLC; 2012.
45. M. O. Hubler y otros. «Influence of stevioside on hepatic glycogen levels in fasted rats». *Res Commun Chem Pathol Pharmacol* 1994; 84: 111-118.

Capítulo 3: Las alegaciones sobre
sus propiedades medicinales

1. J. Satishkumar y otros. «In-vitro antimicrobial and antitumor activities of *Stevia rebaudiana (Asteraceae)* leaf extracts». *Trop J Pharm Res* 2008; 7: 1143-1149.
2. K. Mohan y J. Robert. «Hepatoprotective effects of *Stevia rebaudiana Bertoni* leaf extract in CCl4-induced liver injury in albino rats». *Med Arom Plant Sci Biotechnol* 2009; 3: 59-61.
3. K. Takahashi y otros. «Analysis of anti-rotavirus activity of extract from *Stevia rebaudiana*». *Antiviral Res* 2001; 49: 15-24.
4. Gopalakrishnan, B, y otros. Free radical scavenging activity of flavonoid containing leaf extracts of *Stevia rebaudiana Bert*. *Anc Sci Life* 2006; 25: 44-48.

5. N. Shivanna y otros. «Antioxidant, anti-diabetic and renal protective properties of Stevia rebaudiana». *J Diabetes Complications* 2013; 27: 103-113.
6. M. H. Hsieh y otros. «Efficacy and tolerability of oral stevioside in patients with mild essential hypertension: a two-year, randomized, placebo-controlled study». *Clin Ther* 2003; 25(11): 2797-808.
7. L. A. Ferri y otros. «Investigation of the antihypertensive effect of oral crude stevioside in patients with mild essential hypertension». *Phytother Res* 2006; 20: 732-736.
8. R. Curi y otros. «Effect of Stevia rebaudiana on glucose tolerance in normal adult human». *Braz J Med Biol Res* 1986; 19: 771-774.
9. S. Gregersen y otros. «Antihyperglycemic effects of stevioside in type 2 diabetic subjects». *Metabolism* 2004; 53: 73-76.
10. T. Just y otros. «Cephalic phase insulin release in healthy humans after taste stimulation?» *Appetite* 2008; 51: 622-627.
11. J. C. Chang y otros. «Increase of insulin sensitivity by stevioside in fructose-rich chow-fed rats». *Horm Metab Res* 2005; 37: 610-616.
12. T. H. Chen y otros. «Mechanism of the hypoglycemic effect of stevioside, a glycoside of Stevia rebaudiana». *Planta Med* 2005; 71: 108-113.
13. K. C. Maki y otros. «The hemodynamic effects of rebudioside A in healthy adults with normal and low-normal blood pressure». *Food Chem Toxicol* 2008; 26: S40-S46.
14. K. C. Maki y otros. «Chronic consumption of rebudioside A, a steviol glycoside, in men and women with type 2 diabetes mellitus». *Food Chem Toxicol* 2008; l46: S47-S53.
15. L. A. Barriocanal y otros. «Apparent lack of pharmacological effect of steviol glycosides used as sweeteners in humans. A pilot study of repeated exposures in some normotensive and hypotensive individuals and in Type 1 and Type 2 diabetics». *Requl Toxicol Pharmacol* 2008; 51: 37-41.

Capítulo 4: Los problemas de seguridad

1. A. D. Kinghorn. «Overview. In: Kinghorn», en A.D. (ed.), *Stevia: the Genus Stevia (Medicinal and Aromatic Plants - Industrial Profiles)*. Taylor & Francis/CRC Press: NewYork/London,UK; 2002: 1-17.
2. G. Mazzei-Planas y J. Kuc. «Contraceptive properties of *Stevia rebaudiana*». *Science* 1968; 162: 1007.
3. R. M. Oliveira-Filho y otros. «Chronic administration of aqueous extract of *Stevia rebaudiana (Bert.) Bertoni* in rats: endocrine effects». *Gen Phamacol* 1989; 20: 187-191.
4. M. S. Melis. «Effects of chronic administration of *Stevia rebaudiana* on fertility in rats». *J Ethnopharmacol* 1999; 67: 157-161.
5. T. I. Halldorsson y otros. «Intake of artificially sweetened soft drinks and risk of preterm delivery: a prospective cohort study in 59,334 Danish pregnant women». *Am J Clin Nutr* 2010; 92: 626-633.
6. K. C. Maki y otros. «Chronic consumption of rebudioside A, a steviol glycoside, in men and women with type 2 diabetes mellitus». *Food Chem Toxicol* 2008; 46: S47-S53.
7. L. L. Curry y Roberts, A. Subchronic toxicity of rebudioside A. *Food Chem Toxicol* 2008; 46 Suppl7: S11-S20.
8. W. G. Flamm y otros. «Long-term food consumption and body weight changes in neotame safety studies are consistent with the allometric relationship observed for other sweeteners and during dietary restrictions». *Regul Toxicol Pharmacol* 2003; 38: 144-156.
9. J. M. Pezzuto y otros. «Metabolically activated steviol, the aglycone of stevioside, is mutagenic». *Proc Natl Acad Sci USA* 1985; 82: 2478-2482.
10. T. Terai y otros. «Mutagenicity of steviol and its oxidative derivatives in Salmonella typhimurium TM677». *Chem Pharm Bull* 2002; 50: 1007-1010.
11. M. Matsui y otros. «Evaluation of the genotoxicity of stevioside and steviol using six in vitro and one in vivo mutagenicity assays». *Mutagenesis* 1996; 11: 573-579.
12. M. Matsui y otros. «Detection of deletion mutations in pSV2-gpt plasmids induced by metabolically activated steviol. Selected abstracts of the 17th Annual Meeting of the Environmental Mutagen Society of Japan». *Mutat Res* 1989; 216: 353-385.

13. M. Suttajit y otros. «Mutagenicity and human chromosomal effect of stevioside, a sweetener from *stevia rebaudiana bertoni*». *Environ Health Perspect* 1993; 101Suppl: 53-56.
14. A. P. M. Nunes y otros. «Analysis of genotoxic potentiality of stevioside by comet assay». *Food Chem Toxicol* 2007; 45: 662-666.
15. A. M. Hutapea y otros. «Digestion of stevioside, a natural sweetener, by various digestive enzymes». *J Clin Biochem Nutr* 1997; 23: 177-186.
16. S. Kobylewski y C. D. Eckhert. *Toxicology of Rebudioside A: A Review*. UCLA Department of Environmental Health Sciences and Molecular Toxicology 2008: 1-28.
17. L. D. Williams y G. A. Burdock. «Genotoxicity studies on a high-purity rebudioside A preparation». *Food Chem Toxicol* 2009; 47: 1831-1836.
18. T. Glinsukon y otros. «Stevioside: a natural sweetener from *Stevia rebaudiana Bertoni*: toxicological evaluation». *Thai J Toxicol* 1988; 4: 1-22.
19. T. Akihisa y otros. Microbial transformation of isosteviol and inhibitory effects on Epstein-Barr virus activation of the transformation products. *J Nat Prod* 2004;67:407-410.
20. K. Yasukawa y otros. «Inhibitory effect of stevoiside on tumor promotion by 12-O-tetradecanoylphorbol-13-acetate in two-stage carcinogenesis in mouse skin». *Biol Pharm Bull* 2002; 25: 1488-1490.
21. C. M. Compradre y otros. «Mass spectral analysis of some derivatives and in vitro metabolism of steviol, the aglycone of the natural sweeteners, stevioside, rebudioside A, and rubusoside». *Biomed Environ Mass Spectrom* 1988; 15: 211-222.
22. I. Denina y otros. «The influence of stevia glycosides on the growth of *Lactobacillus reuteri* strains». *Lett Appl Microbiol* 2014; 58: 278-284.
23. T. Terai y otros. «Mutagenicity of steviol and its oxidative derivative in *Salmonella typhimuriium* TM677». *Chem Pharm Bull* 2002; 50: 1007-1010.
24. M. S. Melis. «Chronic administration of aqueous extract of *Stevia rebaudiana* in rats: renal effects». *J Ethnopharmacol* 1995; 47: 129-134.

25. M. S. Melis. «A crude extract of Stevia rebaudiana increases the renal plasma flow of normal and hypertensive rats». *Braz J Med Biol Res* 1996; 29: 669-675.
26. C. Toskulkao y otros. «Acute toxicity of stevioside, a natural sweetener, and its metabolite, steviol, in several animal species». *Drug Chem Toxicol* 1997; 20: 31-44.
27. J. O .Atteh y otros. «Evaluation of supplementary stevia (*Stevia rebaudiana, bertoni*) leaves and stevioside in broiler diets: effects on feed intake, nutrient metabolism, blood parameters and growth performance». *J Anim Physiol Anim Nutr (Berl)* 2008; 92: 640-649.
28. Q. Yang. «Gain weight by «going diet?» Artificial sweeteners and the neurobiology of sugar cravings». *Yale J Biol Med* 2010; 83: 101-108.
29. C. Wasuntarawat y otros. «Developmental toxicity of steviol, a metabolite of stevioside, in the hamster». *Drug Chem Toxicol* 1998; 21: 207-222.

Capítulo 5: Estudios confusos y contradictorios

1. M. Matsui y otros. «Regionally-targeted mutagenesis by metabolically-activated steviol: DNA sequence analysis of steviolinduced mutants of guanine phosphoribosyltransferase (gpt) gene of *Salmonella typhimurium* TM677». *Mutagenesis* 1996; 11: 565-572.

Capítulo 6: La salud digestiva y el funcionamiento del aparato digestivo

1. M. B. Abou-Donia y otros. «Splenda alters gut microflora and increases intestinal p-glycoprotein and cytochrome p-450 in male rats». *J Toxicol Environ Health A* 2008; 71: 1415-1429.
2. J. Suez y otros. «Artificial sweeteners induce glucose intolerance by altering the gut microbiota». *Nature* 2014; 514: 181-186.
3. I. Denina y otros. The influence of stevia glycosides on the growth of *Lactobacillus reuteri* strains. *Lett Appl Microbiol* 2014; 58: 278-284.
4. G. Fagherazzi y otros. «Consumption of artificially and sugar-sweetened beverages and incident type 2 diabetes in the Etude Epidemiologique aupres des femmes de la Mutuelle Generale de

l'Education nationale-European Prospective Investigation into Cancer and Nutrition cohort». *Am J Clin Nutr* 2013; 97: 517-523.

5. M. Sakurai y otros. «Sugar-sweetened beverage and diet soda consumption and the 7-year risk for type 2 diabetes in middle-aged Japanese men». *Eur J Nutr* 2014; 53: 251-258.
6. J. Qin y otros. «A metagenome-wide association study of gut microbiota in type 2 diabetes». *Nature* 2012; 490: 55-60.
7. E. R. Shell. «Artificial sweeteners may change our gut bacteria in dangerous ways». *Scientific American* 2015; 312 (4).
8. A. Abbott. «Sugar substitutes linked to obesity». *Nature* 2014; 513 (7518): 290.
9. R. E. Ley y otros. «Microbial ecology: Human gut microbes associated with obesity». *Nature* 2006; 444: 1022-1023.
10. V. K. Ridaura y otros. «Cultured gut microbiota from twins discordant for obesity modulate adiposity and metabolic phenotypes in mice». *Science* 2013; 341 (6150): 10.1126/science.1241214.
11. F. Backhed y otros. «The gut microbiota as an environmental factor that regulates fat storage». *Proc Natl Acad Sci USA* 2004; 101: 15718-15723.
12. P. J. Turnbaugh y otros. «Diet-Induced obesity is linked to marked but reversible alterations in the mouse distal gut microbiome». *Cell Host Microbe* 2008; 3: 213-223.
13. P. J. Turnbaugh y otros. «An obesity-associated gut microbiome with increased capacity for energy harvest». *Nature* 2006; 444: 1027-1031.
14. L. Transande y otros. «Infant antibiotic exposures and early-life body mass». *Int J Obes* 2013; 37: 16-23.
15. J. Blustein y otros. «Association of caesarean delivery with child adiposity from age 6 weeks to 15 years». *In J Obes (Lond)* 2013; 37: 900-906.
16. C. L. Ogden y otros. «Prevalence of childhood and adult obesity in the United States, 2011-2012». *JAMA* 2014; 311: 806-814.
17. M. Shields. «Overweight and obesity among children and youth». *Health Rep* 2006; 17: 27-42.
18. M. B. Azad y otros. «Association between artificially sweetened beverage consumption during pregnancy and infant body mass index». *JAMA Pediatr* 2016; 170: 662-670.

19. J. R. Araujo y otros. «Exposure to non-nutritive sweeteners during pregnancy and lactation: impact in programming of metabolic diseases in the progeny later in life». *Reprod Toxicol* 2014; 49: 196-201.
20. L. Englund-Ogge y otros. «Association between intake of artificially sweetened and sugar sweetened beverages and preterm delivery: a large prospective cohort study». *Am J Clin Nutr* 2012; 96: 552-559.
21. E. Maslova y otros. «Consumption of artificially-sweetened soft drinks in pregnancy and risk of child asthma and allergic rhinitis». *PLoS One* 2013; 8: e57261.
22. S. B. Petersen y otros. «Maternal dietary patterns during pregnancy in relation to offspring forearm fractures: prospective study from the Danish National Birth Cohort». *Nutrients* 2015; 7: 2382-2400.
23. J. A. Nettleton y otros. «Diet soda intake and risk of incident metabolic syndrome and type 2 diabetes in the Multi-Ethnic Study of Atherosclerosis (MESA)». *Diabetes Care* 2009; 32: 688-694.
24. P. L. Lutsey y otros. «Dietary intake and the development of the metabolic syndrome: The Atherosclerosis Risk in Communities Study». *Circulation* 2008; 117: 754-761.
25. Y. Fujita y otros. «Incretin release from gut is acutely enhanced by sugar but not by sweeteners in vivo». *Am J Physiol Endocrinol Metab* 2008; 296: E473-E479.
26. B. Perry y Y. Wang. «Appetite regulation and weight control: the role of gut hormones». *Nutr Diabetes* 2012; 16: e26.
27. C. Verdich y otros. «The role of postprandial releases of insulin and incretin hormones in meal-induced satiety —effect of obesity and weight reduction». *Int J Obes Relat Metab Disord* 2001; 25: 1206-1214.
28. H. J. Jang y otros. «Gut-expressed gustducin and taste receptors regulate secretion of glucagon-like peptide-1». *Proc Natl Acad Sci USA* 2007; 104: 15069-15074.
29. E. Rozengurt. «Taste receptors in the gastrointestinal tract. I. Bitter taste receptors and alpha-gustducin in the mammalian gut. *Am J Physiol Gastrointest Liver Physiol* 2006;291:G171-G177.

30. O. J. Mace y otros. «Sweet taste receptors in rat small intestine stimulate glucose absorption through apical GLUT2». *J Physiol* 2007; 582(Pt 1): 379-392.
31. M. Y. Pepino y C. Boume. «Non-nutritive sweeteners, energy balance, and glucose homeostasis». *Curr Opin Clin Nutr Metab Care* 2011; 14: 391-395.
32. I. Depoortere. «Taste receptors of the gut: emerging roles in health and disease». *Gut* 2014; 63: 179-190.

Capítulo 7: Los efectos secundarios
1. P. Chan y otros. «A double-blind placebo-controlled study of the effectiveness and tolerability of oral stevioside in human hypertension». *Br J Clin Pharmacol* 2000; 50: 215-220.
2. H. Kimata. «Anaphylaxis by stevioside in infants with atopic eczema». *Allergy* 2007; 62: 565-572.
3. J. D. Urban y otros. Steviol glycoside safety: are highly purified steviol glycoside sweeteners food allergen? *Food Chem Toxicol* 2015; 75: 1-8.

Capítulo 8: Cosas que probablemente no sabías sobre la estevia
1. K. M. Baudier y otros. «Erythritol, a non-nutritive sugar alcohol sweetener and the main component of Truvia, is a palatable ingested insecticide». *PLoS One* 2014; 9 (6): e98949.
2. C. Hellfritsch y otros. «Human psychometric and taste receptor responses to steviol glycosides». *J Agric Food Chem* 2012;60:6782-6793.
3. Mari A. Sandell y A.S. Paul Breslin. «Variability in a tastereceptor gene determines whether we taste toxins in food». *Current Biology* 2006; 16: R792-R794.
4. R. J. Lee y otros. «Mouse nasal epithelial innate immune responses to Pseudomonas aeruginosa quorum-sensing molecules require taste signaling components». *Innate Immun* 2014; 20: 606-617.

Capítulo 9: Los edulcorantes artificiales

1. E. L. Long y R. T. Haberman. *Review of tumors in rats treated with saccharin and control rats used in study artificial sweeteners 1948-1949.* Institute of Food Technologists: Chicago; 1969.
2. J. M. Price y otros. «Bladder tumors in rats fed cyclohexylamine or high doses of a mixture of cyclamate and saccharin». *Science* 1970; 167(921): 1131-2.
3. S. R. Sturgeon y otros. «Associations between bladder cancer risk factors and tumor stage and grade at diagnosis». *Epidemiology* 1994; 5: 18-25.
4. *National Toxicology Program (2005).* «Toxicity Studies of Acesulfame Potassium (CAS No. 55589-62-3) in FVB/N-TgN(v-Haras)Led (Tg.AC) Hemizygous Mice and Carcinogenicity Studies of Acesulfame Potassium in B6.129-Trp53tm1Brd (N5) Haploinsufficient Mice (Feed Studies)». *National Institutes of Health* 2005 (NTP GMM-2): 1-113.
5. A. Bandyopadhyay y otros. «Genotoxicity testing of low-calorie sweeteners: aspartame, acesulfame-K, and saccharin». *Drug Chem Toxicol* 2008; 31: 447-457.
6. G. H. Zhang y otros. «Effects of mother's dietary exposure to acesulfame-K in pregnancy or lactation on the adult offspring's sweet preference. *Chem Senses* 2011; 36: 763-770.
7. W. Cong y otros. «Long-term artificial sweetener acesulfame potassium treatment alters neurometabolic functions in C57BL/6J mice». *PLOS One* 2013;8(8): e70257. doi: 10.1371/journal.pone.0070257.
8. J. Olney. «Brain damage in infant mice following oral intake of glutamate, aspartate, or cystine». *Nature* 1970; 227: 609-610.
9. M. Soffritti y otros. «First experimental demonstration of the multipotential carcinogenic effects of aspartame administered in the feed to Sprague-Dawley rats». *Environ Health Perspect* 2006; 114: 379-385.
10. http://dorway.com/aspartame-the-bad-news-repost/peerreviewed-aspartame-studies/. Accessed 8/4/2016.
11. M. B. Abou-Donia y otros. «Splenda alters gut microflora and increases intestinal p-glycoprotein and cytochrome p-450 in male rats». *J Toxicol Environ Health Part A* 2008; 71: 1415-1429.

12. S. Retting, S y otros. «Sucralose causes a concentration dependent metabolic inhibition of the gut flora Bacteroides, *B. Fragilis* and *B. uniformis* not observed in the Firmicutes, *E. faecalis* and *C. sordellii* (1118.1)». *The FASEB Journal* 2014; 28: Supplement 1118.1.
13. X. Qin. Sucralose consumption may contribute to inflammatory bowel disease. *World J Gastroenterol* 2012; 18: 1708-1722.
14. X. Qin. «Increased sucralose consumption may explain why Canada has the highest incidence of inflammatory bowel disease in the world». *Can J Gastroenterol* 2011; 25: 511.
15. Y. F. Sasaki y otros. «The comet assay with 8 mouse organs: results with 39 currently used food additives». *Mutation Research/Genetic Toxicology and Environmental Mutagenesis* 2002; 519; 103-119.
16. M. Soffritti y otros. «Sucralose administered in feed, beginning prenatally through lifespan, induces hematopoietic neoplasias in male Swiss mice». *Int J Occup Environ Health* 2016; 22: 7-17.
17. G. H. Lord y P. M. Newberne. «Sucralose causes bowel enlargement, kidney mineralization and abnormal pelvic tissue changes in rates». *Food Chem Toxicol* 1990; 28: 449-455.
18. L. A. Goldsmith. «Sucralose reduces the weight of spleen and thymus in rats». *Food Chem Toxicol* 2000; 38 Supple 2: S53-S69.
19. R. M. Patel y otros. Sucralose may be a migraine trigger. *Headache* 2006; 46: 1303-1304.
20. A. Otabe y otros. Advantame —an overview of the toxicity data *Food Chem Toxicol* 2011; 49: S2-S7.
21. R. L. Blaylock. *Excitotoxins: The Taste That Kills*, Health Press: Santa Fe, NM, 1996.

Capítulo 10: Los alcoholes de
azúcar y el fruto del monje
1. M. Tamura y otros. «Xylitol affects the intestinal microbiota and metabolism of daidzein in adult male mice». *Int J Mol Sci* 2013;14:23993-234007.
2. S. Salminen y otros. «Gut microflora interactions with xylitol in the mouse, rat and man». *Food Chem Toxicol* 1985;23:985-990.
3. K. K. Makinen y otros. «Thirty-nine-month xylitol chewing-gum programme in initially 8-year-old school children: a

feasibility study focusing on mutans streptococci and lactobacilli». *Int Dent J* 2008; 58: 41-50.
4. P. T. Mattila y otros. «Effects of a long-term dietary xylitol suppl mentation on collagen content and fluorescence of the skin in aged rats». *Gerontology* 2005; 51: 166-169.
5. P. T. Mattila y otros. «Increased bone volume and bone mineral content in xylitol-fed aged rates». *Gerontology* 2001; 47: 300-305.
6. N. Flint y otros. «Effects of erythritol on endothelial function in patients with type 2 diabetes mellitus: a pilot study». *Acta Diabetol* 2014 julio; 51 (3): 513-516.
7. «Xylitol benefits still unproven». *Br Dent J* 2015; 218(9): 509. doi: 10.1038/sj.bdj.2015.356.
8. 8. Nayak, PA, y otros. The effect of xylitol on dental caries and oral flora. *Clin Cosmet Investig Dent* 2014; 6: 89-94.
9. P. Milgrom y otros. «Mutans streptococci dose response to xylitol chewing gum». *J Dent Res* 2006; 8: 177-181.
10. M. C. Roberts y otros. «How xylitol-containing products affect cariogenic bacteria». *J Am Denr Assoc* 2002; 133 (4): 435-441.
11. «Researchers scrutinize xylitol, question its benefits». *Dentistry Today* mayo 2015: 46, 48.
12. E. K. Dunayer y S. M. Gwaltney-Brant. «Acute hepatic failure and coagulopathy associated with xylitol ingestion in eight dogs». *J Am Vet Med Assoc* 2006; 229: 1113-1117.
13. S. O'Donnell y otros. «Non-nutritive polyol sweeteners differ in insecticidal activity when ingested by adult *Drosophila melanogaster* (Diptera: Drosophilidae)». *J Insect Sci* 2016; 16 (1). pii doi: 10.1093/jisesa/iew031.
14. K. Matsumoto y otros. «Minor cucurbitane-glycosides from fruits of *Siraitia grosvenori* (Cucurbitaceae)». *Chem Pharm Bull* 1990; 38: 2030-2032.
15. X. Qin y otros. «Subchronic 90-day oral (Gavage) toxicity study of a *Luo Han Guo* mogroside extract in dogs». *Food Chem Toxicol* 2006; 44: 2106-2109.
16. R. Di y otros. «Anti-inflammatory activities of mogrosides from *Momordica grosvenori* in murine macrophages and a murine ear edema model». *J Agr Food Chem* 2011; 59: 7474-7481.

17. Y. A. Suzuki y otros. «Antidiabetic effect of long-term supplementation with Siraitia grosvenori on the spontaneously diabetic Goto-Kakizaki rat». *Brit J Nutr* 2007; 97: 770-775.
18. Q. Xiangyang y otros. «Effect of a Siraitia grosvenori extract containing mogrosides on the cellular immune system of type 1 diabetes mellitus mice». *Mol Nutr Food Res* 2006; 50: 732-738.
19. C. Liu y otros. «Mogrol represents a novel leukemia therapeutic, via ERK and STAT3 inhibition». *Am J Cancer Res* 2015; 5: 1308-1318.

Capítulo 11: ¿Hay algún edulcorante seguro?
1. http://www.nbs.uk/Livewell/Goodfood/Pages/the-truth-aboutartificial-sweeteners.aspx. Consultado el 8/1/2016.
2. http://www.gpo.gov/fdsys/pkg/FR-1995-07-20/pdf/95-17505.pdf. Consultado el 8/1/2016.
3. https://health.gov/dietaryguidelines/2015/guidelines/. Consultado el /9/2016.

ÍNDICE TEMÁTICO

A

Abbott, Laboratorios, 177
Aborto, 10, 151
Acesulfamo K, 28, 199
Acético, ácido, 106, 120
Acetoacetamida, 181
Ácidos grasos de cadena corta, 106, 120
Adelgazamiento, dietas de, 45
Admisible, ingesta diaria (IDA), 198
Advantame, 28, 194, 199
Ajinomoto, 194
Alanina transaminasa (ALT), 73
Alergias, 144
Alérgica, rinitis, 145, 146, 147
Alitamo, 27, 28
Anafiláctico, choque, 144, 145, 146
Antibióticos, 122, 124
Artificiales, edulcorantes, 177, 179, 182, 186, 188
Aspartamo, 27, 30, 32, 42, 43, 48, 49, 58, 85, 86, 91, 113, 116, 118, 133, 134, 137, 140, 156, 160, 172, 179, 180, 183, 184, 185, 186, 187, 188, 189, 190, 192, 193, 194, 195, 196, 200, 220, 223
Aspártico, ácido, 183, 185, 192
Atópico, eccema, 104, 144, 145, 146, 147
Azúcar, 13, 44, 45, 227
Azúcar, adicción al, 44
Azúcar en la sangre, 9, 13, 37, 56, 64, 71, 72, 73, 80, 81, 109, 113, 114, 115, 126, 142, 147, 150, 204, 211, 212, 219, 221, 225
Azúcares, alcoholes de, 27, 203, 205

B

Bacteroidetes, 120, 121, 122, 125, 128, 129, 132, 190, 206, 226
Bajos en calorías, edulcorantes, 13, 17, 19, 26, 27, 29, 30, 31, 32, 38, 44, 45, 49, 58, 98, 116, 117, 119, 123, 124, 126, 147, 159, 198, 203, 217,

218, 219, 223, 224, 225, 228, 229, 232
Bertoni, Moisés Santiago, 195
Bílico, ácido, 74, 77
Blaylock, Russell, 135
Bronquial, asma, 145
Butírico, ácido, 106, 119, 120

C

Cáncer, 14, 51, 58, 74, 76, 82, 86, 100, 104, 126, 137, 148, 173, 174, 175, 176, 178, 179, 184, 186, 220
Carbono, hidratos de, 12, 14, 31, 45, 46, 50, 51, 52, 217, 223, 224, 226
Cargill, 77, 78, 88, 89, 95, 97, 98, 146, 154, 159, 163
Cero calorías, edulcorantes, 27, 154, 160, 204
Cesárea, 122, 124
Cetogénica, dieta, 16, 46, 51, 52, 53, 54, 57, 58, 206, 207, 217, 224, 226
Cetonas, 52, 53, 54, 55, 56, 57, 213
Cetosis, 16, 52, 53, 54, 55, 56, 58, 207
China, 163, 164, 165, 166, 167, 168, 169, 213, 215
Ciclamato, 27, 48, 162, 172, 176, 177, 178, 179, 180, 220
Ciclohexilamina, 178
Citocromo P-450, 110
Clauss, Karl, 180
Coca-Cola, 83, 88, 89, 95, 97, 154
Cocaína, 20, 21, 47, 48, 82, 83
Colitis, 191, 206, 226
Comida basura, 221

Convulsiones, 137, 188, 196
Creatinina, 78
Crohn, enfermedad de, 104, 191, 206, 226

D

Diabetes, 13,, 37, 51, 58, 62, 71, 72, 104, 107, 109, 112, 115, 116, 117, 118, 119, 122, 123, 126, 127, 133, 150, 184, 204, 217, 218, 223, 226
Dietética, fibra, 106, 120
Dr. Fife's Keto Cookery: Nutritious and Delicious Ketogenic Recipes for Healthy Living, 226
Dulce, adicción al,. Véase también Azúcar, adicción al
Dulce, sabor, 13, 14, 15, 20, 21, 30, 41, 42, 43, 45, 46, 47, 48, 49, 54, 56, 57, 60, 64, 65, 66, 67, 72, 96, 108, 116, 128, 143, 153, 160, 172, 177, 180, 183, 195, 198, 207, 213, 218, 227

E

Edulcorantes de alta intensidad, 27, 30, 195
Edulcorantes de volumen, 27
Elinav, Eran, 115
Epilepsia, 16, 51, 58, 184, 207, 226
Epstein, Samuel, 175
Eritritol, 27, 28, 43, 94, 132, 153, 154, 155, 157, 158, 159, 201, 203, 210, 211, 212, 213, 223
Estatinas, 100
Estevia
  adicción, 47, 143
  alegaciones de propiedades médicas, 59

Anticetogénica, 51
contraindicaciones, 150
diabetes, 117
digestión, 23
diurética, 26
dulzura, 14
efectos secundarios, 14, 71, 137
extracto, 15, 20, 61, 195
fármaco, 21, 51
FDA, prohibición de la, 69, 197
historia, 81, 195
hoja, 14, 22, 69
microbioma, 116
mutagénico, 26
productos que contienen, 32
regusto, 15, 143, 158, 162, 200
ESTEVIOL, 24, 76, 77
ESTEVIOL, GLICÓSIDOS DE, 15, 20, 22, 23, 24, 25, 27, 63, 64, 67, 74, 76, 77, 90, 135, 145, 147, 153, 160, 163, 197
ESTEVIÓSIDO, 20, 22, 23, 24, 56, 61, 66, 67, 74, 75, 76, 81, 94, 95, 96, 116, 145, 146, 153, 160, 195
ESTREPTOZOTOCINA, 62
ESTUDIOS, 33, 34, 35, 36, 37, 42, 47, 55, 57, 62, 63, 66, 67, 71, 73, 74, 75, 79, 81, 94, 95, 96, 97, 98, 99, 110, 111, 114, 115, 116, 117, 118, 119, 120, 123, 125, 126, 127, 138, 145, 146, 156, 176, 178, 181, 186, 187, 190, 191
ETILENGLICOL, 210
EXCITOTOXINAS, 133, 134, 135
EXCITOTOXINS: THE TASTE THAT KILLS, 135

F

(FDA) ADMINISTRACIÓN NACIONAL DE ALIMENTOS Y FÁRMACOS, 27, 28, 32, 69, 70, 76, 83, 84, 85, 86, 87, 88, 90, 91, 95, 96, 110, 111, 112, 114, 154, 160, 173, 177, 178, 181, 183, 184, 188, 193, 194, 197, 199, 215
FACTOR NEUROTRÓFICO DERIVADO DEL CEREBRO, 54
FAHLBERG, CONSTANTIN, 171, 172
FENILALANINA, 133, 183, 185, 192
FENILCETONURIA, 185
FIRMICUTES, 120, 121, 122, 125, 128, 129, 132, 190, 206, 225, 226
FONTERRA GROUP, 166, 167
FORMALDEHÍDO, 184
FOWLER, SHARON, 33
FRUCTOSA, 213, 229
FUNCIÓN HEPÁTICA, 73
FUNCIÓN RENAL, 77

G

G.D. SEARLE & COMPANY, 85, 183
GENÉSICA, SALUD, 70, 79, 197
GENÉTICA, MUTACIÓN, 70, 74, 76, 91
GLUCÓGENO, 55, 56, 57
GLUCOSA EN LA SANGRE.. *Véase* AZÚCAR EN LA SANGRE
GLUCOSA, METABOLISMO DE LA, 112
GLUCURÓNIDO, 25, 26
GLUTAMATO, 133, 134, 195, 196, 221
GORDON, JEFFREY, 120
GUARANÍES, INDIOS, 14, 195
GUSTO, RECEPTORES DEL, 41, 56, 131, 135, 162

H

Hambre, 31, 41, 42, 43, 66, 224
Herndon, Michael, 90
Hoechst, empresa química, 86, 180

I

incretina, efecto, 130
Insulina, 41, 51, 56, 58, 59, 62, 64, 65, 66, 72, 81, 92, 104, 112, 113, 114, 115, 126, 130, 131, 161, 185, 190, 198, 211, 213, 215, 218
Insulina, resistencia a la, 41, 51, 56, 58, 59, 62, 64, 65, 66, 72, 81, 92, 104, 112, 113, 114, 115, 116, 117, 118, 126, 130, 131, 161, 185, 190, 198, 211, 213, 215, 218
Intensos, edulcorantes, 27
intestinal inflamatoria, enfermedad (IBD), 191
Intestino permeable, 107, 122
Isomaltitol, 205

J

J.W. *Childs Equity Partners*, 183

K

Kaschock-Marenda, Simon, 156
Kimata, H., 145

L

Láctico, ácido, 108, 116
Lactitol, 205
Lactobacilo reuteri, 116
La dieta cetogénica del coco 226
Leptina, 120
Ley de Educación y Suplementos para la Salud de 1994, 87, 197

Lipitor, 100
Litio, 150, 151
Luo han guo.. *Véase* Fruto del monje

M

Maltitol, 28
Maltodextrina, 94, 95, 110, 154, 159
Manitol, 28, 203, 205, 211
Marenda, Daniel, 156
Margolskee, Robert, 130, 131
McNeil Nutritionals, 109
Melamina, 165, 166, 167, 170
Menu Foods, 164, 165
Merisant, 88, 89, 95, 97, 163
Metabólico, síndrome, 123, 126
Metabolismo, 13, 21, 43, 74, 81, 106, 112, 122, 131, 133,, 161, 197
Metanol, 183, 184, 192
Metileno, cloruro de, 181
Microbioma, 77, 108, 109, 110, 111, 112, 115, 116, 119, 121, 122, 125, 126, 198, 206, 213, 215, 218, 226
Microbiota, 103, 104, 107, 108, 115, 121, 125, 126, 128, 135, 138, 147, 161
Mogrósidos, 213, 214
Monje, fruto del, 203, 213, 223
Monsanto, 85, 86, 88, 183
Múltiple, esclerosis, 184, 185
Mutagenicidad, 74

N

Nacional de Toxicología, Programa, 175
Neohesperidina dihidrocalcona, 27

ÍNDICE TEMÁTICO

Neotame, 28, 192, 199
Nestle, Marion, 30
Neurológicos, trastornos, 16, 54, 104
Neurotransmisores, 133
No calóricos, edulcorantes, 32, 36, 116, 135
No nutritivos, edulcorantes, 27, 109, 118, 132, 135, 189, 203
NutraSweet Company, 183
Nutricional, cetosis,. *Véase* Cetosis

O

Obesidad, 13, 14, 16, 29, 30, 31, 32, 33, 45, 46, 51, 58, 59, 92, 104, 109, 115, 116, 119, 120, 121, 122, 123, 125, 126, 132, 133, 177, 217, 229
Olney, John, 133

P

PepsiCo, 88, 89, 95, 97, 154
Peso, aumento de, 31, 34, 36, 37, 38, 39, 40, 41, 43, 45, 100, 108, 110, 118, 161, 184, 190, 198, 204, 215, 218
P-glicoproteína, 110
Poliglicitol 28
Poliglicitol, jarabe de, 28
Prematuro, parto, 71
Presión arterial, 10, 26, 51, 59, 63, 64, 69, 73, 109, 126, 142, 147, 150, 152, 217
Presión arterial, medicamentos para, 10
Proteína, 17, 21, 46, 56, 57, 80, 107, 165, 174, 196
PureVia, 88, 89, 90, 154, 156, 157

R

Reb A, 20
Rebaudiósido A, 20, 21, 22, 23, 24, 28, 36, 48, 61, 66, 67, 73, 75, 76, 77, 78, 88, 89, 90, 94, 96, 116, 132, 153, 154, 157, 160
Rebaudiósido M, 22
Rebiana, 20, 157
Relman, David, 121
Riley, Philip, 210

S

Sacarina, 27, 32, 34, 35, 36, 41, 42, 43, 47, 48, 85, 86, 99, 113, 114, 116, 137, 156, 162, 171, 172, 173, 174, 175, 176, 177, 178, 179, 180, 184, 189, 191, 200, 220, 228
Saciedad, hormonas de la, 127
Sanlu Group, 166
Schlatter, James, 183
Soja, 17, 18, 91, 196
Sorbitol, 28, 205, 210
Splenda.. *Véase* Sucralosa
Sucralosa, 28, 188, 199
Sveda, Michael, 176, 177

T

Tate & Lyle, 188
Taumatina, 27
Tiroidea, función, 81, 124
Truvia, 19, 88, 90, 141, 152, 154, 156, 158

V

Vago, nervio, 104

W

Walton, Ralph, 187
Whole Earth Sweetener Company, 88
Wiley, Harvey, 173

X

Xilitol, 27, 28, 49, 54, 57, 147, 203, 206, 209, 210, 211, 212

Y

Yerba mate, 195